Pequeno livro de

BELEZA

Guia para toda hora

Revisado conforme o novo acordo ortográfico

CIP-BRASIL. CATALOGAÇÃO NA FONTE
SINDICATO NACIONAL DOS EDITORES DE LIVROS, RJ

L47p
.
Leal, Daniela
  Pequeno livro de beleza : guia para toda hora / Daniela Leal. - Campinas, SP : Verus, 2013.
  il. ; 13 cm

  ISBN 978-85-7686-155-3

  1. Beleza física - Manuais, guias etc. 2. Cuidados com a beleza - Manuais, guias etc. I. Título.

11-6037
CDD: 646.726
CDU: 646.75

Daniela Leal

Pequeno livro de
BELEZA

Guia para toda hora

1ª edição

Rio de Janeiro-RJ / Campinas-SP, 2013

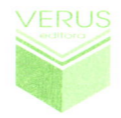

Editora
Raïssa Castro

Coordenadora Editorial
Ana Paula Gomes

Copidesque e Revisão
Ana Paula Gomes

Capa e Projeto Gráfico
André S. Tavares da Silva

ISBN: 978-85-7686-155-3

© Verus Editora, 2013

Todos os direitos reservados.
Nenhuma parte desta obra pode ser reproduzida ou transmitida por qualquer forma e/ou quaisquer meios (eletrônico ou mecânico, incluindo fotocópia e gravação) ou arquivada em qualquer sistema ou banco de dados sem permissão escrita da editora.

Verus Editora Ltda.
Rua Benedicto Aristides Ribeiro, 55
Jd. Santa Genebra II - 13084-753
Campinas/SP - Brasil
Fone/Fax: (19) 3249-0001
www.veruseditora.com.br

SUMÁRIO

Introdução 11

1 Pele: limpeza e tonificação 15
  Limpar 15
    Quando lavar? 19
    E os esfoliantes? 20
  Tonificar 22
    Água micelar 26

2 Pele: hidratação 28
  Hidratação facial 31
    Região dos olhos 40

Olheiras 44
Hidratação corporal 48
   Hidratante in-shower x óleo de banho .. 52
   Sabonetes hidratantes 53
   Buchas 53
O banho ideal 54

3 Pele: proteção 55
Radiação solar 56
   Proteção 61
   Dúvidas frequentes 70
   Acessórios protetores 86
   O sol e a vitamina D 92
      Sol x humor 92
      Sol x osteoporose 93
Tabagismo 94
   Na pele 95
   A redução do número de cigarros pode resolver o problema? 98

4 Envelhecimento 101
  Manchas 103
  Rugas 106
  Flacidez 111
  Cosméticos e dermocosméticos:
     como escolher 116

5 Celulite, flacidez, estrias 122
  Celulite 122
    Causas 124
    Graus do problema 131
    Como evitar o aparecimento
      ou a piora 134
    Tratamentos 136
  Flacidez 147
    Causas 147
    Tratamentos 149
  Estrias 153
    Causas 154

É possível evitar as estrias? 155
Tratamentos 156

6 Cabelos 160
Entendendo o fio de cabelo 161
Crescimento do cabelo 163
Produtos para limpeza e
embelezamento dos cabelos 165
Xampu 165
Condicionador 169
Creme para pentear 172
Óleo para pontas 173
Termoativados 173
Hidratação profunda e queratinização 174
Cuidados 175
Limpeza correta dos fios 178
Cuidados na praia e na piscina 181
Hidratação 183
Cremes de hidratação caseiros 186

Cabelos que mais precisam de hidratação 188
Corte 189
Secador e prancha alisadora: o que devemos saber? 190
Secador 191
Prancha alisadora 197
Queixas frequentes em relação aos cabelos 198
Caspa 198
Queda capilar 201
Cabelos brancos 203
Dúvidas frequentes sobre os cuidados com os cabelos 205

7 Unhas 211
Entendendo as unhas 212
Unhas fracas 213
Fazer as unhas: como manter esse hábito sem comprometer a saúde 215

Esmaltes: o que devemos
   saber sobre eles 221
Outros produtos para uso nas unhas 225
Unhas postiças 228
Roer as unhas: mais comum do que
   se imagina entre os adultos 228
Manutenção da saúde das unhas 231

8 Alimentação saudável 233
Oleosidade e acne 238
Pele seca 245
Rejuvenescimento 245
Proteção solar 249
Celulite 251

INTRODUÇÃO

> Não é um lábio ou um olho o que
> chamamos de beleza, mas a força global
> e o resultado final de todas as partes.
> – Alexander Pope

Considerado um dos maiores poetas do século XVIII e portador de deficiência física, Alexander Pope define bem o que procuramos chamar de beleza neste livro. Não é possível desvincular o belo do saudável. Não é possível desvincular o belo da alma leve, do ser em harmonia consigo.

Mas conciliar esse equilíbrio com a vida do século XXI, com a readequação dos papéis do homem e da mulher na sociedade, não é tarefa fácil... Em meio a tantas funções e responsabilidades, como ter tempo para se cuidar?

Este livro surgiu da tentativa de mostrar que isso é possível. Um dia, no consultório, enquanto orientava uma paciente sobre o tratamento que havia acabado de prescrever e sugeria os cuidados de beleza que dariam certo para ela, veio a pergunta: "Doutora, por que você não põe isso tudo num livro? Assim eu levaria na bolsa e não correria o risco de esquecer".

Pois aqui está ele. Seu conteúdo está cheio de puxões de orelha... e provavelmente de informações que você já leu em algum lugar, mas para as quais não tinha dado bola – e aqui venho dizer: elas são importantes sim! Mas também, para convencer você a acatar tais orientações, passo aqui diversas dicas de como fazer para que a rotina de beleza não tome seu tempo além do necessário.

Minha pretensão, e a deste livro, é fazer você acreditar que é possível ficar bem e conciliar todas as tarefas que nos são impostas pela corrida vida moderna.

Boa leitura!

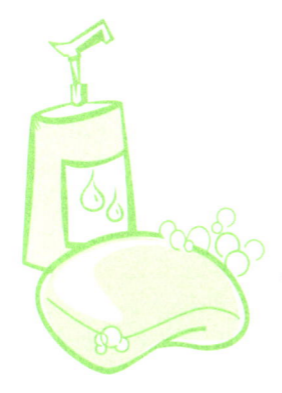

1
PELE: LIMPEZA E TONIFICAÇÃO

Vamos começar desmistificando uma sequência nada nova e já muito discutida por aí: limpar e tonificar.

Limpar

Quando se diz que é necessário limpar a pele do rosto, pressupõe-se o uso de um produto higienizador, que pode ser sabonete ou loção de limpeza, com ou sem enxágue. Ou seja, não vale lavar apenas com água!

Para que a pele consiga aproveitar ao máximo o produto que será aplicado posteriormente – seja ele hidratante, antioxidante, despigmentante etc. –, é importante que a barreira existente entre ela e o produto seja a menor possível. Portanto, sujeiras como poeira, poluição e até mesmo a própria produção de gordura da pele devem ser retiradas da melhor forma. E a água, sozinha, não é capaz de lavar essas sujidades gordurosas da pele. Água e óleo não se misturam, lembra? E essa premissa vai nos acompanhar por toda essa nossa conversa...

Para a completa remoção da sujeira da face, precisamos então de substâncias surfactantes (detergentes), capazes de remover também as gorduras em excesso que a pele produz. E os produtos específicos para limpeza facial disponíveis no mercado têm essa capacidade.

Mas como escolher um bom higienizador facial?

- Em primeiro lugar, é necessário que haja no rótulo a discriminação "facial". Produtos específicos para o rosto contêm surfactantes mais suaves do que os adicionados aos sabonetes corporais.
- Procure também a descrição "neutro" ou "pH neutro". Isso significa que o pH do produto é muito próximo ao da pele saudável, que é ácido – entre 5,2 e 5,5, e não 7, como logo imaginamos ao pensar em pH neutro como conceito químico. O pH é um dos mais importantes mecanismos de defesa da pele, pois os micro-organismos aceitam mal a acidez, por isso variações no pH implicam diretamente o desequilíbrio da saúde da pele.

Existem duas formas de apresentação dos higienizadores faciais – a melhor é aquela que mais se enquadra na sua rotina e suas preferências pessoais. Vamos lá:

Sabonetes faciais: costumam ser os preferidos, pois proporcionam uma sensação agradável de limpeza após o enxágue. Podem ser apresentados em barra, líquidos, em creme, espuma ou gel. Os componentes da fórmula vão determinar a finalidade: pele oleosa, pele acneica, pele sensível, pele seca etc. Os sabonetes em barra perdem na preferência por ser menos práticos – ficam expostos ao meio externo, ressecam, acumulam sujeira. Já os líquidos permitem retirar apenas a quantidade que se deseja usar, mantendo o restante do produto intacto dentro do frasco.

Loções de limpeza: tendem a ser mais suaves, porque possuem pouco surfactante, e podem ser removidas com algodão ou lenço facial – não precisam ser necessariamente enxaguadas. Quando usadas sem enxágue, podem deixar na pele substâncias que ajudam a tratá-la, como emolientes e antioxidantes. Por essa característica pouco agressiva, as loções são muito indicadas para peles sensíveis e alérgicas. Gosto muito dessa modalidade de produto em certas situações: vale manter um frasco na bolsa em uma viagem e para aqueles que usam frequentemente banheiros coletivos, inclusive no trabalho. As loções também podem ser usadas para remover maquiagem – um ponto a mais pela praticidade!

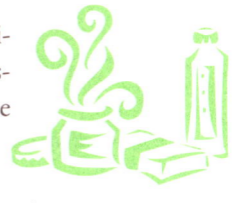

Quando lavar?

O ideal é lavar o rosto pela manhã, ao acordar, e à noite, antes de dormir. Para os adeptos de dois banhos por dia, o chuveiro pode ser aproveitado para essa etapa.

Para ter certeza de que o rosto foi lavado por completo – e isso é muito importante para as usuárias de maquiagem –, eu gosto de estabelecer uma sequência de lavagem, descendente: inicio pela testa, passo pelo nariz, depois as bochechas e por fim o queixo, sempre massageando com movimentos circulares.

E os esfoliantes?

Costumo indicar os esfoliantes com muita cautela e em casos específicos.

Esfoliantes são limpadores que contêm grânulos em sua composição. A função desse elemento de limpeza é remover, pelo atrito mecânico, as células mortas da superfície da pele. O tamanho dos grânulos determina se o esfoliante é mais ou menos abrasivo.

Essa remoção é positiva quando consideramos a melhora na textura da pele, que fica mais macia e regular. Mas, se a pele estiver em tratamento com algum produto que contenha ácido (retinoico, glicólico, mandélico, azelaico etc.) – situação muito comum entre aqueles que fazem acompanhamento com dermatologista –, o esfoliante perde a função (pois o ácido já elimina as células mortas) e pode se tornar um elemento de desequilíbrio: com uma camada de pele mais fina, o abrasivo pode machucar, desidratar e até abrir caminho para uma infecção.

Mas, para quem não gosta de usar ácidos na pele ou não consegue seguir uma rotina de tratamento com dermocosméticos, os esfoliantes são bons aliados. Os homens também são um bom público para eles, pois preferem tratamentos práticos e que não sejam aparentes – os ácidos podem causar descamação e vermelhidão, enquanto os esfoliantes melhoram a textura da pele sem deixar sinais.

De qualquer maneira, o esfoliante deve ser massageado na pele de forma muito suave, sem fazer força, e enxaguado em seguida. Esse procedimento deve ter frequência máxima de duas vezes por semana – não há necessidade de uso diário.

> **Mas atenção:** o uso do esfoliante exige hidratar bem depois, para manter o equilíbrio da pele. O hidratante deve ser adequado ao seu tipo de pele.

Tonificar

Qual a função do tônico na rotina diária de cuidados com a pele do rosto?

Sobre os tônicos eu já li de tudo, mas, de científico e concreto, muito pouco. Vou então comentar algumas afirmações que encontrei na internet – quem sabe assim chegamos a uma conclusão.

> **Afirmação:** "O tônico facial tem a função de manter a umidade natural da pele, além de proporcionar mais elasticidade e beneficiar o tônus muscular".

Comentário: manter a umidade natural da pele é função de alguns tipos de hidratantes. Se o tônico for composto por algum desses hidratantes, aí sim ele pode manter a umidade natural da pele, mas vamos deixar essa função para a etapa posterior – e, na minha opinião, muito mais importante –, que é a hidratação. A elasticidade é uma capacidade genética, determinada pelas fibras da derme (camada profunda da pele), chamadas elastina, e não tem como mudar com a aplicação de um tônico. Quanto a beneficiar o tônus muscular... Sinceramente, não entendi o que isso quer dizer.

Afirmação: "Utilizado como complemento na higienização facial, ele tem o papel de protegê-la [a pele] da ação dos radicais livres, ajudando a reduzir a aparência de poros dilatados e uniformizando a textura da pele".

🌀 **Comentário:** quem protege a pele dos radicais livres são os ativos antioxidantes (vitamina C, coenzima Q10 etc.). Não podemos dizer que essa seja a função do tônico. A aparência de poros dilatados é reduzida com o controle da oleosidade de maneira contínua, e uniformizar a textura é papel dos ácidos (retinoico, glicólico, mandélico etc.). Continuamos sem saber a função do tônico – até aqui, falamos sobre a função de outras coisas!

💬 **Afirmação:** "Toda loção tônica tem a função principal de equilibrar o pH da pele. É importante seu uso para todos os tipos de pele após a higienização, sendo mais importante ainda para quem tem pele oleosa com tendência a acne (cravos e espinhas) e poros abertos e deseja controlar a oleosidade. Pois, além de sua função principal, os tônicos trazem ativos adstringentes, controlando a oleosidade".

Comentário: agora sim – a função do tônico é equilibrar o pH cutâneo. Mas, se usarmos os sabonetes neutros já mencionados, essa função deixa de ser importante, já que nada foi desequilibrado. Antigamente os tônicos eram muito usados, porque os sabonetes disponíveis no mercado ressecavam a pele, tanto pelo pH quanto pelos componentes surfactantes. Controlar a oleosidade é outra função dos tônicos, que são bem-vindos para isso. Mas esses são tônicos específicos, não indicados para todos os tipos de pele, e, por conter substâncias como ácido salicílico e ácido glicólico, devem ser usados dentro de uma rotina de cuidados com a pele. O uso sem orientação médica pode levar à desidratação e até à piora da acne.

Deve-se ter muita cautela com a crença "o tônico complementa a limpeza". Muitos tônicos contêm álcool, que, além de ser irritativo para a pele e os olhos, desidrata a pele.

Por tudo isso, na minha opinião, a necessidade do tônico é muito mais comercial que real. Para as funções mencionadas, não é preciso incorporar mais um produto à rotina diária. Um bom sabonete de limpeza, seguido de um hidratante e um filtro solar durante o dia, está de muito bom tamanho para manter a pele saudável e bonita. E a adequação desses produtos deve obrigatoriamente passar pela competência de um médico.

Água micelar

Mas e para quem mora em cidade grande e sofre com a sujeira que a poluição deposita na pele?

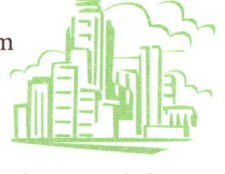

Nesses casos, sugiro o complemento da limpeza com um produto chamado água micelar. Trata-se de uma solução de limpeza composta por moléculas solúveis em gordura e em água, chamadas micelas. Essa característica lhes permite a remoção completa das sujidades, sem alterar o equilíbrio da pele.

Benefícios da água micelar:

- É tolerada tanto por peles oleosas quanto pelas sensíveis e alérgicas.
- Pode ser aplicada na área dos olhos.
- Não precisa de enxágue.
- Substitui o demaquilante e retira até mesmo maquiagem à prova d'água.
- Pode ser utilizada na limpeza de peles infantis.

As etapas seguintes – hidratação e proteção – serão discutidas em vários aspectos nos próximos capítulos, e a importância delas tanto para a pele facial quanto para a corporal será abordada de maneira prática e elucidativa.

2
PELE: HIDRATAÇÃO

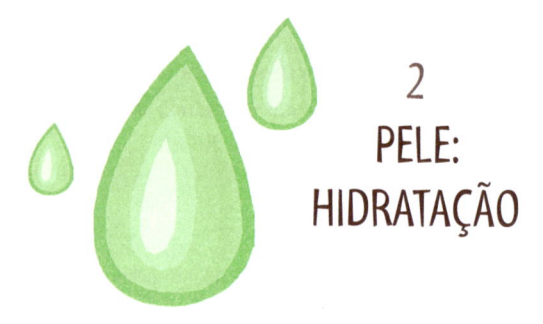

A pele é o maior órgão do corpo humano e corresponde a 16% do nosso peso. É a barreira física ao meio externo e, assim, nossa primeira proteção contra as agressões ambientais e os micro-organismos.

Mas, para que a pele possa exercer sua função protetora, é fundamental que esteja saudável. Sua saúde depende diretamente da manutenção da hidratação; para isso, as células da pele produzem uma secreção natural chamada de manto hidrolipídico. Ele forma uma cobertura lubrificante sobre a pele que evita a perda de água para o ambiente, por isso é o grande responsável pela integridade cutânea. Saudável, a pele fica menos propensa a ressecamentos, irritações e infecções.

Como a pele está em contato direto com o meio externo, fica sujeita às mudanças climáticas e ambientais. Entre os fatores que influenciam diretamente em sua saúde, vale citar:

- **Umidade relativa do ar:** é a relação entre a quantidade de água existente no ar e a quantidade máxima que poderia haver na mesma temperatura. Quanto mais quente o ar, mais vapor de água ele retém e, quanto mais umidade, mais dificuldade temos para eliminar o suor, por isso a sensação desconfortável nos dias quentes de verão. Para que o ambiente esteja confortável, a umidade relativa do ar, segundo a Organização Mundial da Saúde (OMS), deve estar entre 50% e 80%. Quando dizemos que a umidade do ar está baixa, significa que ele está com pouca água em relação à temperatura do ambiente naquele momento. Para a saúde da pele, situações de baixa umidade relativa são muito prejudiciais, pois, por perder água para o ambiente a todo momento, ela fica bastante ressecada.

- ✔ **Vento**.
- ✔ **Ambientes com ar-condicionado ou aquecedor de ar**.
- ✔ **Esportes dentro d'água:** ao contrário do que se imagina, ficar muito tempo dentro da água deixa a pele desidratada.
- ✔ **Hábitos como banhos demorados e/ou quentes**.

Todos esses fatores levam de alguma forma ao ressecamento da pele, que deve ser protegida de acordo com a época do ano e as variações climáticas – o que se usa no verão pode ser insuficiente para hidratar a mesma pele no inverno, e o que sua amiga usa muitas vezes não é o ideal para você!

Além disso, a idade é um fator a ser considerado na hidratação cutânea. O envelhecimento natural da pele, aquele que acontece independentemente do sol ou do cigarro, ocasiona uma série de mudanças na sua estrutura, e isso deve ser levado em conta no momento de escolher o hidratante.

Para tornar a leitura mais prática, vamos direcionar nosso tema.

Hidratação facial

A hidratação da face é fundamental para todos os tipos de pele, desde as naturalmente secas até as oleosas, em crianças e idosos, em todas as etnias raciais.

E, antes que se levante a interrogação, é isso mesmo: pele oleosa também necessita de hidratante – água, e não óleo. Água e óleo são diferentes, lembra? E repor água significa equilibrar o tecido e até reduzir a produção sebácea (gordura da pele). Vale a pena explicar bem esse raciocínio: a oleosidade que percebemos na pele é produzida por determinação genética diante do ambiente em que vivemos (um indivíduo com pele oleosa no Brasil não necessariamente teria pele oleosa na Europa, porque as condições climáticas são outras). Se o ambiente for quente e seco, por exemplo, a pele vai produzir mais oleosidade.

Quem tem pele oleosa costuma se incomodar com o brilho, o cheiro e a sensação de gordura que fica na superfície. E, pelo desconforto que isso causa, se a pessoa puder lavar o rosto com detergente, ela o fará, para garantir a sensação de limpeza. Mas esse raciocínio é equivocado! A produção de gordura pelas glândulas sebáceas é importante para a integridade da pele. Ao retirarmos essa proteção, aumentamos a perda de água da pele para o ambiente, o que desencadeia uma reação de defesa natural da pele: produzir mais sebo na tentativa de barrar a perda de água. Esse ciclo vicioso só será interrompido com a reposição de água de forma regular. Portanto, a grande arma contra a oleosidade excessiva é manter a pele hidratada!

No mercado, temos opções de hidratantes direcionados à pele oleosa, com substâncias que regulam a produção de sebo, reduzem o brilho (dando o tão falado "efeito mate") e melhoram o aspecto da pele como um todo.

Se você tem pele oleosa, veja o que deve procurar em seu hidratante:

- ✓ **Produto leve,** que espalhe fácil e deixe a sensação de toque seco após a aplicação. Como nem sempre a loja dispõe de um produto aberto para teste, o ideal é procurar um profissional experiente para uma orientação adequada.

- ✔ **Zinco:** regula a produção de sebo.
- ✔ **Silicones:** responsáveis pela redução do brilho na pele. Sua atuação nesse sentido é puramente estética, mas, por formar uma película, funcionam como hidratante, porque evitam a perda de água para o ambiente.
- ✔ **Ácido salicílico e ácido glicólico:** são ácidos derivados de frutas (alfa-hidroxiácidos, AHA), mas nem por isso inócuos – podem causar irritação em peles sensíveis, portanto use somente sob orientação médica! Frequentes nas composições desse tipo, têm ação esfoliante e promovem a renovação celular, melhorando o aspecto da pele.
- ✔ **Filtro solar:** essa associação é uma boa opção para os homens. Com um único produto – portanto prático para o uso diário –, é possível hidratar a pele e protegê-la dos danos solares. O único inconveniente é que, para

manter o toque leve, a boa espalhabilidade e principalmente a opacidade, essas fórmulas não conseguem ter um fator de proteção solar (FPS) alto, ficando geralmente ao redor de 15. Mesmo assim, é melhor que nada!

Já a pele seca possui, naturalmente, uma produção de gordura pelas glândulas sebáceas menor que a necessária para se ter conforto perante as condições ambientais. Nesse caso, além de água, é preciso repor óleo, para garantir o que chamamos de emoliência (elasticidade, maciez). Mas é importante ressaltar que, apesar de qualquer óleo garantir emoliência, não podemos aplicar qualquer um sobre a pele. Os ideais são aqueles que simulam os que produzimos naturalmente, ou seja, ácidos graxos essenciais (AGEs), também conhecidos como ômegas.

Se você tem pele seca, veja o que deve procurar em seu hidratante:

- **Produtos em creme ou no máximo gel-creme.** Loções, géis e séruns podem não dar o conforto esperado, pelo toque mais seco que proporcionam.
- **Óleos essenciais ou ácidos graxos essenciais:** são óleos que fazem parte da lubrificação natural da pele e por isso garantem proteção e maciez. São identificados como ômega 3 ou 6 nas embalagens, ou mesmo como óleo de girassol, canola, framboesa, linhaça etc.
- **Agentes que mantêm a água na pele,** como glicerina, ácido hialurônico e ceramidas.
- **Agentes calmantes ou dessensibilizantes:** são importantes porque a pele seca fica desidratada e irritada com muita facilidade, o que se manifesta por vermelhidão, que pode ser amenizada com agentes como os derivados da camomila ou do alcaçuz.
- **Manteigas:** manteiga de manga, de carité, de ilipé. Todas são compatíveis com a pele seca e melhoram a elasticidade e o brilho, além de aliviar a sensação de aspereza.

A pele mista, muito comum no Brasil, principalmente entre as mulheres, é caracterizada por apresentar oleosidade aumentada apenas nas zonas que têm maior número de glândulas sebáceas: testa, nariz e queixo (logo abaixo da boca) – região conhecida como "zona T". Essas áreas apresentam poros dilatados e brilho excessivo, o que não se vê nas demais partes do rosto. Também é comum o aparecimento de cravos e espinhas somente nessas regiões. Se você tem pele mista:

- **Procure lavar o rosto com produtos para pele oleosa:** isso garante a limpeza adequada da zona T. Caso o restante do rosto fique ressecado demais, isso pode ser corrigido com um hidratante ou filtro solar aplicado em seguida.
- **Algumas linhas cosméticas têm produtos específicos para a pele mista.** Isso facilita a compra do hidratante. Caso não encontre produtos com essa especificação, op-

te também por aqueles direcionados à pele oleosa, principalmente com efeito mate – eles são mais leves e muitas vezes mais opacos, o que proporciona mais conforto ao longo do dia.

✓ **Evite produtos em creme.** Boas opções para a pele mista são gel-creme ou emulsão.

Ômegas são moléculas de gordura poli-insaturadas necessárias para a saúde da pele, mas que o organismo não é capaz de produzir, portanto devem ser obtidas por meio da alimentação ou da ingestão de cápsulas. São encontrados em algumas frutas oleaginosas (castanhas, nozes, avelãs, amêndoas, pistache e amendoim). Para conservar suas características, precisam ser extraídos a frio. São encontrados também nos peixes de águas geladas, como salmão e truta. Os ômegas são muito saudáveis se ingeridos na alimentação e suplementados por meio de cápsulas, mas o uso tópico beneficia diretamente a pele.

De modo breve, os ácidos graxos essenciais atuam na proteção da pele com funções que se complementam: o ômega 3 tem ação anti-inflamatória, o ômega 6 melhora a função de barreira e o ômega 9 tem ação regeneradora.

Por ser altamente emolientes e nutritivos, os ômegas são indicados para o tratamento de peles muito secas e de doenças dermatológicas em que a estrutura de gordura da pele apresenta distúrbios na quantidade e na qualidade de ácidos graxos, comprometendo assim a função de barreira cutânea e a capacidade de regeneração e cicatrização (principalmente nas dermatites atópica e seborreica). Mas, como são incorporados muito naturalmente à pele, podem e devem ser usados sempre que for necessário um aporte maior de hidratação: no inverno e após procedimentos estéticos, como peelings e lasers, em qualquer tipo de pele.

Boas fontes de ômega disponíveis para uso em cremes hidratantes são os óleos de framboesa, de linhaça,

> de oliva e de girassol, pois não favorecem a formação de acnes ou comedões (espinhas e cravos) e podem ser usados com segurança em produtos infantis.

Região dos olhos

A área dos olhos – as pálpebras – merece atenção especial. Independentemente do tipo de pele do rosto, as pálpebras possuem um número menor de glândulas sebáceas, por isso necessitam de muita hidratação e emoliência. Além disso, a pele nessa região é a mais fina do organismo, por isso é onde aparecem os primeiros sinais de envelhecimento.

Por ter características peculiares, a área dos olhos deve receber produtos específicos, discriminados no rótulo. Eles devem apresentar maior concentração de ativos hidratantes/emolientes e ser formulações hipoalergênicas e não irritativas. O uso de produtos inespecíficos pode causar conjuntivite química (irritação e vermelhidão nos olhos, causadas pelo produto) ou simplesmente não hidratar. Isso é muito comum quando aplicamos nas pálpebras produtos faciais para pele oleosa ou mista: com frequência, esses produtos contêm ácidos (salicílico, glicólico) em concentrações que podem ser irritativas para a área dos olhos.

Considerando que a prevenção da flacidez da pele dos olhos e a melhora no aspecto das linhas de expressão podem ser obtidas com produtos cosméticos, substâncias como retinol, vitamina C e vitamina E são necessárias. Mas, no caso do retinol, apenas o uso noturno é indicado para a área dos olhos.

Para uso diurno, opte por produtos que contenham filtro solar. É importante enfatizar que o filtro solar facial não deve ser usado nas pálpebras, pelo risco de irritação ocular.

Há no mercado boas opções de associação:

- Vitamina C + vitamina E + FPS 15.
- Ácido hialurônico (hidratante) + saponinas + FPS 10.

Descrições a valorizar no rótulo:

- ✔ **Hipoalergênico**.
- ✔ **Livre de parabenos:** parabenos são conservantes muito utilizados pela indústria de cosméticos. Verifique o rótulo e evite produtos que contenham qualquer um dos seguintes nomes: parabens, methylparaben, ethylparaben, propylparaben e butylparaben. Há controvérsias, mas acredita-se que essas substâncias podem causar alergias.
- ✔ **Testado oftalmologicamente**.

Mais importante que a forma de aplicação do produto são a quantidade de creme e a pressão exercida – muito creme deixa a região melada e ainda pode penetrar nos olhos, deixando-os vermelhos e lacrimejantes. Aplicar o produto com força na pele não faz com que penetre mais, por isso movimentos suaves, menos agressivos, são indicados. Nesse caso, menos é mais!

Em relação ao movimento mais indicado na hora da aplicação, o melhor é de dentro para fora, ou seja, na pálpebra superior inicia-se a aplicação na região próxima ao nariz e desliza-se o dedo com suavidade lateralmente, até a área próxima ao final da sobrancelha. Abaixo dos olhos, a mesma coisa: desliza-se o creme da região próxima ao nariz até o canto mais externo dos olhos, chegando à região das têmporas se as rugas se estenderem até elas. Esse movimento simula o da drenagem linfática palpebral, favorecendo a redução do inchaço e melhorando a circulação. É claro que, feito de forma rápida e com poucos movimentos, o efeito sobre a circulação linfática será pequeno, mas, já que temos de aplicar o creme, por que não fazê-lo da forma mais fisiologicamente benéfica?

Olheiras

Por definição, a olheira, também chamada de hiperpigmentação periorbital, é o escurecimento da região ao redor dos olhos, observado com mais frequência em pessoas morenas e ocasionado por fatores genéticos, mas agravado por fatores ambientais e hábitos de vida.

Essa alteração na coloração das pálpebras ocorre por dois motivos principais: aumento de melanina e alteração da circulação sanguínea local. Como a pele dessa região é fina e delicada, é possível enxergar as veias, que são azuladas, e isso piora o aspecto escurecido. Em situações alérgicas ou de insônia, a cor fica mais escura, por causa da congestão dos vasos sanguíneos e consequente obstrução da circulação de sangue no local. Outros fatores que podem intensificar as olheiras são: fumo, cansaço e tensão pré-menstrual.

Na tentativa de amenizar as olheiras, os cremes têm papel fundamental e devem conter ativos que atuem nos dois fatores causais. Todos os princípios ativos que levem à melhora da circulação local e do acúmulo de líquidos na pele contribuem para o tratamento das olheiras. Os mais comumente prescritos são: rutina, benzopironas, ginkgo biloba e cafeína.

Produtos despigmentantes (clareadores) também devem estar presentes quando a questão é olheira. Eles são responsáveis por amenizar a coloração acastanhada causada pelo acúmulo de melanina, e os menos irritativos são, claro, os mais indicados. Alfa-arbutin, ácido kójico, ácido fítico, aqua licorice e belides são alguns exemplos.

A ação descongestionante é importante quando, além da alteração de cor, ocorre inchaço (bolsa abaixo dos olhos). Os ativos descongestionantes locais, anti-inflamatórios, agem na diminuição dessas bolsas e das irritações. Os mais conhecidos são os extraídos de plantas, como chá verde e chá branco, e os derivados da camomila (azuleno, alfa-bisabolol). Portanto, como receita caseira, algodão embebido em chá de camomila gelado realmente funciona e não tem limite de uso.

Devemos apenas lembrar que, quando o inchaço sob os olhos é ocasionado pelo acúmulo de gordura na bolsa palpebral (localizada no interior dos olhos) – e isso é frequente –, o uso de cosméticos traz pouca melhora. Não é difícil diferenciar uma da outra: a bolsa decorrente do acúmulo de gordura é mais frequente, tende a piorar com a idade (é rara em jovens) e não muda de acordo com a hora do dia. Já o inchaço é mais evidente pela manhã e melhora ao longo do dia. Piora em casos alérgicos e com o choro, mas se resolve ao fim do processo.

Quanto à expectativa de resultados, é importante esclarecer: os cremes amenizam a coloração, aliviam o inchaço e hidratam, mas não são capazes de erradicar as olheiras. Pela característica genética do problema, o tratamento tem ação limitada.

O tratamento com luz pulsada (erroneamente chamada de laser) também é muito indicado e traz resultados satisfatórios. Consiste na emissão de uma luz capaz de atingir o pigmento marrom impregnado na pele, levando ao clareamento. Pode tratar também o componente vascular. Normalmente são necessárias várias sessões para se obter um bom resultado, e a aplicação deve ser feita por um profissional experiente.

Outro bom tratamento é o preenchimento da pálpebra inferior. A ideia é aumentar a espessura da pele para suavizar a coloração e as rugas mais finas. São indicados apenas preenchimentos transitórios, pela segurança que oferecem. Duram em média um ano e trazem resultados bastante satisfatórios. São contraindicados no caso de bolsa nas pálpebras associada a muita flacidez da pele.

Hidratação corporal

A distribuição de glândulas sebáceas no organismo se dá de maneira irregular, e o local de maior concentração é a face. No corpo, elas aparecem em maior número no colo e nas costas. Por isso, salvo essas duas regiões, a pele do corpo pode ser considerada normal ou seca.

Características importantes para identificar a pele corporal seca:

- Aspecto esbranquiçado, muitas vezes descamativo (aparência de poeira branca sobre a pele).
- Coceira, intensificada após o banho.
- Nos casos mais graves, manchas avermelhadas, que se confundem com micose e até feridas. Pode haver rachaduras se a desidratação persistir.

O uso diário de hidratantes corporais sofre certa resistência por parte da população em geral, porque, num país quente como o nosso, as pessoas não gostam de ter a sensação do produto no corpo, o famoso toque "melado" ou que "gruda na roupa".

Por isso os homens, na maioria, abolem a prática, e as mulheres optam por produtos mais fluidos, mas que nem sempre oferecem uma proteção eficaz contra a desidratação. Sem nos preocupar com a real função do produto, muitas vezes usamos "desodorantes corporais" (descrição geralmente encontrada no verso da embalagem) em vez de hidratantes.

Desodorantes corporais têm a função de deixar a pele com cheiro agradável, sensação de frescor e bom toque, mas não têm concentração suficiente de substâncias hidratantes para tratar a pele. O mercado dispõe de uma gama de bons hidratantes, tanto industrializados quanto feitos em farmácias de manipulação, que garantem boa espalhabilidade e "somem" na pele após a aplicação. Uma boa dica nesse sentido é optar por produtos que contenham silicone – é ele o responsável pelo toque sedoso e seco das formulações. E, garanto, até o público masculino consegue usar!

Para aqueles que apresentam a pele extremamente seca, com coceira intensa, feridas e manchas, a hidratação é essencial para a integridade cutânea – não é vaidade, é remédio!

Dica para aumentar a hidratação corporal: aplicar o hidratante até três minutos após sair do banho. Assim o produto forma um filme sobre a pele, que impede que a umidade que o banho promoveu na camada mais externa seja perdida para o ambiente.

E se você for uma daquelas pessoas que não conseguem incorporar em sua rotina o hábito de aplicar um produto na pele após o banho?

Uma boa opção são os hidratantes in-shower. Trata-se de um tipo de creme, com concentração maior de óleo, feito para ser enxaguado. Aplica-se no corpo todo durante o banho, após ter completado a higiene corporal, e enxágua-se na sequência. Pode ser usado em todos os banhos, para aqueles que tomam mais que um por dia.

Hidratante in-shower x óleo de banho

Os óleos têm a predileção do público, por ser fáceis de aplicar, cheirosos, não precisar de enxágue e deixar um toque macio na pele. Mas todo óleo apresenta um inconveniente: tem moléculas grandes, incapazes de penetrar a pele. Portanto não têm a capacidade de agregar, não somam elementos ao que a pele já tem. Eles apenas formam uma película na superfície da pele e reduzem a perda de água para o ambiente. Não que isso seja ruim, mas não é o ideal. Os cremes in-shower se aproximam do ideal pela associação de diferentes óleos a substâncias hidratantes, como D-pantenol, manteiga de carité e silicones. Dessa forma, os óleos ficam como última opção quando se trata de hidratação corporal.

Sabonetes hidratantes

E se o uso de um produto a mais no banho for complicado demais, ou faltar paciência mesmo?

A última alternativa é a adequação do sabonete. O ideal é que seja usado um produto neutro, hipoalergênico e prescrito por médico. Deve conter ingredientes hidratantes, como manteiga de manga, manteiga de carité, cold cream, aveia coloidal.

A aplicação no corpo todo deve ocorrer apenas uma vez por dia. Quem não consegue ficar sem o segundo banho deve restringir a higiene com sabonete às áreas de maior sudorese, como axilas e pés, e aos genitais.

Buchas

Mesmo que seja vegetal, o uso de bucha no banho é contraindicado.

O uso contínuo de buchas, assim como a esfoliação, afina a camada de proteção natural da pele e aumenta as chances de desidratação e irritação. Se a bucha for essencial para que você tenha a sensação de "banho tomado", a hidratação posterior será imprescindível.

O banho ideal

Orientações gerais para o banho ideal:

- ✔ Uma vez ao dia.
- ✔ Rápido e morno.
- ✔ O uso de bucha, mesmo que seja vegetal, é permitido somente nos pés e axilas.
- ✔ Opte por sabonetes prescritos por médicos ou manipulados, personalizados para o seu tipo de pele.
- ✔ Hidratação corporal na sequência.
- ✔ Na necessidade de um segundo banho, a higiene com sabonete deve acontecer apenas nas áreas de mais suor e nos genitais.

3
PELE: PROTEÇÃO

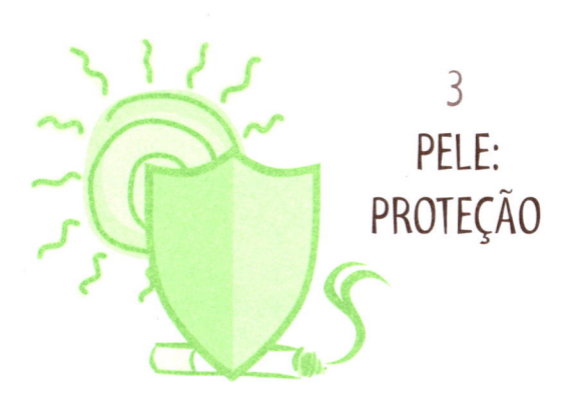

Proteger a pele significa usar de artifícios para amenizar a agressão dos agentes externos, responsáveis pelo envelhecimento extrínseco da pele, ou seja, aquele causado por fatores não genéticos. O primeiro deles é a radiação solar, e o segundo, o cigarro, com evidências científicas desse ranking. Então vamos a eles:

Radiação solar

O sol é fonte de vida, como já ouvimos tantas vezes. Sua energia é composta por três tipos de radiação:

1. **Luz visível:** é a que nos permite enxergar, portanto, de forma natural, só não está presente durante a noite. É responsável pela fotossíntese e pela regulação da sensação de dia e noite – o chamado ciclo circadiano. O humor e a sensação de bem-estar são diretamente afetados pela luz visível – a ausência de luz natural pode causar um tipo de depressão conhecido como distúrbio afetivo sazonal, comum nos países nórdicos, onde os dias são muito curtos.

2. **Raios infravermelhos:** responsáveis pelo aquecimento, pela energia térmica. Também são emitidos pelas câmaras de bronzeamento e por qualquer outra fonte de calor.

3. **Radiação ultravioleta (UV):** classifica-se em UVA, UVB e UVC. As duas primeiras são as principais responsáveis pelas lesões de pele, e é delas que nos protegemos quando usamos filtro solar. Elas incidem sobre a superfície da Terra de maneiras diversas, dependendo de alguns fatores:

- **Latitude:** a quantidade de radiação é maior quanto mais próxima a linha do Equador.
- **Altitude:** a camada de ar atmosférico se torna gradativamente mais escassa à medida que nos distanciamos do nível do mar. Com a rarefação do ar, fica mais fácil a passagem da radiação; por isso, quanto mais alto o lugar, mais risco de danos à pele. Em montanhas, por exemplo, a cada trezentos metros que subimos, a radiação solar aumenta cerca de 4%.
- **Nuvens:** a cobertura de nuvens no céu protege muito pouco contra as agressões UV. Elas interferem muito mais na passagem do calor, por isso, quando den-

sas, amenizam a temperatura. Como cerca de 70% a 80% dos raios UV ultrapassam as nuvens, é possível se queimar mesmo em um dia nublado e frio.

- ✔ **Superfícies refletoras:** é comum esquiadores se queimarem mesmo em dias nublados, porque a neve reflete a radiação solar e aumenta em 80% a incidência dela sobre a pele. Outras superfícies refletoras presentes em nossa rotina: a água do mar reflete cerca de 25% da radiação solar, e a areia seca da praia, cerca de 15%. Por isso é mais fácil uma pessoa se queimar na praia do que num quintal gramado, que reflete menos.
- ✔ **Cor de superfície:** quanto mais escura a superfície, menos reflete a luz e menos a radiação lesa a pele.

Agora veja as características de cada radiação UV e seus efeitos sobre a pele:

UVA: esse tipo de radiação atravessa a pele completamente. Atinge a epiderme (camada mais externa) e toda a derme (camada logo abaixo, onde estão as fibras de colágeno e elastina, responsáveis pela firmeza e elasticidade) e causa uma série de desarranjos no tecido, prejudicando sua função. Dessa forma, é o principal responsável pelo aparecimento precoce de sinais de envelhecimento, como rugas e flacidez. E, como se não bastasse, estima-se que 50% da exposição aos raios UVA acontece à sombra.

Essa radiação não causa vermelhidão ou ardor – sua ação é silenciosa, por isso muitas vezes não valorizada. Mas a radiação UVA causa sérios danos à pele, mesmo no inverno, favorecendo principalmente o envelhecimento.

Estas são as características da radiação UVA:

- Ultrapassa a atmosfera e o vidro (se você passa muito tempo no trânsito, dentro do carro, atenção!).
- As películas de vidro claras filtram a radiação UVA apenas parcialmente, já as escuras conseguem bloquear sua passagem.

- É o tipo de radiação UV que mais atinge a Terra (95% do total).
- Não varia com as estações do ano: atinge a pele quase da mesma maneira no inverno e no verão.
- Não há horário seguro para exposição – sua intensidade é praticamente a mesma ao longo do dia.
- É a radiação presente nas câmaras de bronzeamento artificial, bem mais prejudiciais que a exposição solar direta – a quantidade de raios UVA emitida por uma câmara de bronzeamento pode ser dez vezes maior que a da luz solar! Tais câmaras estão proibidas no Brasil para fins estéticos.

UVB: é a radiação responsável pela queimadura solar, pelo aspecto avermelhado da pele após exposições prolongadas ao ar livre. É também a principal responsável pelas alterações que causam o chamado câncer de pele não melanoma.

Características da radiação UVB:

- Não ultrapassa o vidro.
- É parcialmente absorvida pela camada de ozônio da atmosfera.
- Estimula a produção de vitamina D, importante para o fortalecimento dos ossos.
- É parcialmente filtrada pelas nuvens.
- Sua incidência aumenta muito no verão.
- Há variação conforme a hora do dia: é mais intensa entre 10 e 16 horas.

UVC: é incompatível com a vida e totalmente absorvida pelo oxigênio e o ozônio da atmosfera.

Proteção

Diante dessas informações, como proteger a pele?

Tanto já foi falado sobre proteção solar que meu maior desafio será tratar desse importante tema sem ser repetitiva ou desinteressante.

Definições importantes para o entendimento do protetor solar:

FPS: significa fator de proteção solar e se refere somente à radiação UVB. Se um filtro solar tem FPS 15, isso quer dizer que, com o uso daquele produto, a pessoa vai demorar quinze vezes mais tempo para se queimar do que se não estivesse usando protetor. Por exemplo, uma pessoa que, sem usar nenhuma proteção, se queimaria depois de dez minutos ao sol deve se queimar, se protegida com um filtro solar de FPS 15, após 150 minutos.

PPD: significa *persistent pigment darkening* (índice de pigmentação persistente) e é a medida mais usada para proteção contra a radiação UVA. O valor do PPD deve ser em torno de um terço do FPS. Por exemplo, se o protetor tiver FPS 30, o ideal é que tenha, no mínimo, PPD 10. Bons produtos trazem essa informação no rótulo.

Amplo espectro: significa que protege tanto contra os raios UVA quanto contra os UVB.

Fotoestabilidade: é a capacidade de o filtro solar se manter estável e ativo com a luz solar, ou seja, manter sua capacidade protetora.

Antioxidantes: substâncias que auxiliam na anulação dos radicais livres produzidos pela ação do sol na pele. Recentemente, tem-se dado maior importância aos antioxidantes tópicos, porque eles reduzem a ação prejudicial da radiação sobre o sistema de defesa da pele (fotoimunoproteção). São benéficos principalmente no uso cotidiano, mas encarecem o produto.

Dióxido de titânio e óxido de zinco: são filtros que formam uma barreira sobre a pele, impedindo a passagem da luz. Penetram pouco na pele, por isso apresentam menos riscos de causar alergia. Mais conhecidos como filtros físicos, são especialmente importantes no caso de longas exposições ao sol, na proteção infantil, após procedimentos estéticos e particularmente no tratamento de manchas. Esses componentes bloqueiam a ação também da luz visível sobre a pele, e não somente dos raios UVA e UVB – procure por eles no verso da embalagem. Estudos recentes incluem o espectro de luz visível como mais um agente causador de manchas e envelhecimento cutâneo, mas sem relação com câncer de pele. Filtros físicos trazem vários benefícios, mas um grande inconveniente: são pouco estéticos, pois ficam brancos sobre a pele e são difíceis de espalhar. (Lembra da Hipoglós? Ela tem dióxido de titânio na fórmula.) Muitas marcas agregam pigmentos às formulações na tentativa de amenizar o desconforto visual, obtendo um produto semelhante à base de maquiagem. Novas tecnologias, como o uso do dióxido de titânio micronizado (com partículas microscópicas), têm oferecido melhor espalhabilidade e menor opacidade.

Filtros químicos: são inúmeros e estão presentes na maioria das formulações de filtros solares comerciais. Apresentam maior versatilidade cosmética que os físicos – podem ser encontrados em gel, loção, spray, mousse –, mas muitos deles são instáveis, ou seja, não conseguem manter a capacidade de proteção por muito tempo, exigindo maior rigor na reaplicação. São substâncias capazes de absorver comprimentos de onda do espectro UV e transformar essa energia em outro tipo, não nocivo.

Radicais livres são moléculas altamente reativas, ou seja, tendem a se associar de maneira quase instantânea a outras moléculas.

No organismo, os radicais livres são produzidos por todas as células, durante o processo de metabolização do oxigênio. Muitas vezes eles interagem com elementos constituintes do organismo, em reações químicas que podem danificar células sadias. Mas, em condições normais, o próprio organismo consegue manter sob controle a quantidade de radicais produzida, assim como neutralizar os danos que eles podem causar.

Na prática, porém, produzimos muito mais radicais livres do que o metabolismo é capaz de combater. Fatores ambientais e de estilo de vida podem contribuir para o aumento da formação dessas moléculas. Os principais fatores geradores de radicais livres são:

- radiação ultravioleta;
- cigarro;

- álcool;
- estresse;
- atividade física intensa;
- consumo excessivo de gorduras saturadas (frituras, gordura animal) e de carboidratos de rápida absorção (bolachas, pães, açúcares, arroz branco etc.).

Mais especificamente, os radicais livres em excesso são responsáveis por lesões no DNA celular, pela morte precoce das células e, consequentemente, pelo envelhecimento prematuro da pele e de todo o organismo, com aparecimento até mesmo de doenças degenerativas (artrose, demência, catarata etc.).

Para combatê-los, precisamos aumentar a quantidade de antioxidantes em nosso organismo. Antioxidantes são moléculas que se combinam com os radicais livres, tornando-os inofensivos. Uma alimentação equilibrada, rica em verduras, frutas e legumes, é fundamental para aumentar a concentração de antioxidantes no organismo. Por isso, é importante a ingestão de:

- vitamina A – fontes: cenoura, abóbora, brócolis, melão etc.;
- vitamina C – fontes: frutas cítricas (laranja, limão), frutas vermelhas (morango, amora, framboesa), vegetais verde-escuros (rúcula, agrião, espinafre), acerola, tomate etc.;
- vitamina E – fontes: gérmen de trigo e óleos vegetais de soja, milho, cártamo e girassol. Sementes, nozes e vegetais verdes folhosos também são boas fontes;
- resveratrol – fontes: uva, vinho tinto;
- zinco – fontes: carnes, peixes, aves e leite;
- selênio – fontes: castanhas, frutos do mar, fígado, aves etc.;
- licopeno – fontes: tomate, cozido principalmente.

Esses elementos também podem ser suplementados na forma de cápsulas, uma vez que a dieta ideal está longe de ser a que praticamos no dia a dia. Além disso, a suplementação se faz necessária porque a quantidade desses elementos suficiente para neutralizar os radicais livres é muito maior do que o que conseguimos ingerir numa dieta habitual.

Muitos cosméticos têm fórmulas ricas em antioxidantes, pois vários estudos comprovam que a aplicação tópica dessas substâncias é importante para manter a saúde da pele e auxiliar na proteção contra a radiação solar.

A escolha do produto deve levar em conta o tipo de pele e o grau de agressão que ela já sofreu, por exemplo: as vitaminas E e A têm características oleosas, por isso não são uma boa opção para peles oleosas ou mistas. Já os produtos com zinco podem auxiliar no controle da oleosidade, além de ter ação antioxidante, sendo uma boa indicação para esse tipo de pele. Por outro lado, peles ressecadas ou de fumantes são beneficiadas por cremes que contenham vitamina E, pela emoliência que conferem. Peles bronzeadas ou frequentemente expostas ao sol são beneficiadas pelo uso de hidratantes que contenham licopeno.

Dúvidas frequentes

Filtro solar com FPS maior que 30 não traz benefícios?

Errado. Essa é uma informação que foi divulgada de forma incompleta. O filtro solar com FPS 30 bloqueia 96,7% dos raios UV. Acima disso, a porcentagem de proteção aumenta muito pouco, por exemplo: o FPS 40 filtra 97,8% dos raios UV. No entanto, como explicado anteriormente, o uso de um filtro solar com FPS 15 faz com que a pele leve quinze vezes mais tempo para ficar vermelha do que sem proteção alguma; usando um filtro com FPS 60, levará sessenta vezes mais tempo. Se o tempo para a pele ficar vermelha aumenta, significa que o filtro com FPS mais alto protege mais e melhor.

Qual é a maneira correta de aplicar o filtro solar?

A aplicação deve ocorrer de vinte a trinta minutos antes da exposição solar (ou antes de sair de casa), com a pele seca. Quando usamos mais de um produto no rosto (hidratante e protetor solar, ou antimanchas e protetor), o filtro deve ser o último produto a ser aplicado, pois sua função é criar uma barreira sobre a pele, e tudo que for aplicado sobre ele tende a penetrar menos. A exceção é a maquiagem, que fica melhor sobre o filtro e não tem função nutritiva, apenas cosmética.

O fator mínimo para uma proteção adequada é o FPS 15, que filtra 93,3% dos raios UV, quando aplicado generosamente. Este é o grande ponto de entendimento: quando lemos numa embalagem "FPS 15", para que ele realmente funcione como tal, devemos aplicá-lo numa quantidade equivalente a 2 mg/cm² de pele. Para um adulto de setenta quilos, são necessários 40 g de protetor solar no corpo todo, ou seja, um tubo de 120 g só daria para três aplicações!

Vários estudos verificaram que a espessura da camada aplicada tem relação direta com o fator de proteção solar, e que a grande maioria das pessoas aplica muito menos do que o indicado: apenas 0,5 mg/cm^2! Quando isso acontece, o valor real do FPS sobre a pele cai entre 20% e 50% – um FPS 15 é reduzido a FPS 2 quando aplicado a essa quantidade, por isso, como margem de segurança, o mais correto é escolher um filtro com FPS 30 ou mais.

Uma forma didática para auxiliar você a aplicar a quantidade certa de filtro solar é dividir o corpo em onze partes, cada uma correspondente a 9% da superfície corporal, totalizando 99% (o 1% restante corresponde aos genitais). São elas: 1) cabeça e pescoço; 2 e 3) cada braço completo; 4 e 5) parte anterior de cada perna; 6 e 7) parte posterior de cada perna; 8) tórax; 9) abdome; 10) costas superiores; 11) lombar (veja ilustração na página seguinte). Essa divisão é muito utilizada no atendimento a queimados, para avaliar a superfície lesada, mas serve também para ilustrar a aplicação correta do protetor solar.

Em cada uma dessas onze partes, deve-se aplicar uma quantidade de filtro solar correspondente ao tamanho dos dedos indicador e médio, desde a base até a ponta dos dedos. Ou seja, a quantidade aplicada em um braço inteiro deve ser a mesma usada apenas na parte da frente de uma das pernas. Se você aplicar o filtro solar dessa maneira, estará devidamente protegido, e o FPS 15 será suficiente.

Regra dos nove

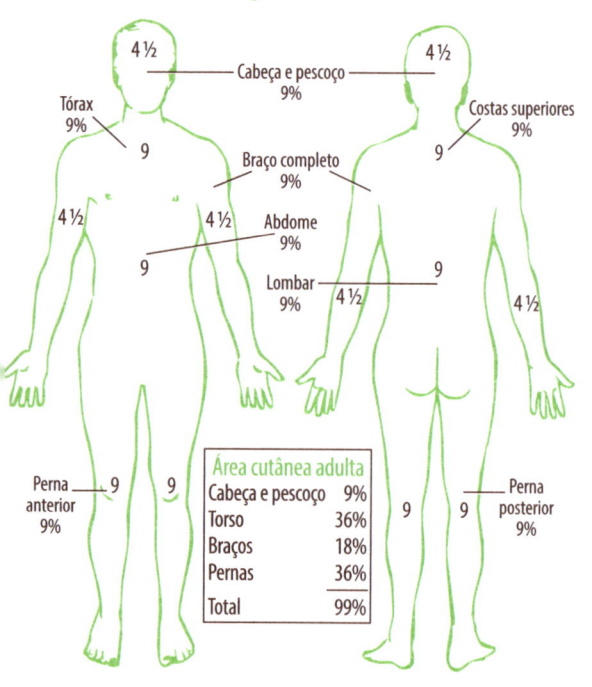

- Cabeça e pescoço 9% (4½ + 4½)
- Tórax 9%
- Costas superiores 9%
- Braço completo 9% (4½ + 4½)
- Abdome 9%
- Lombar 9%
- Perna anterior 9%
- Perna posterior 9%

Área cutânea adulta	
Cabeça e pescoço	9%
Torso	36%
Braços	18%
Pernas	36%
Total	99%

Resumindo: filtro solar deve ser aplicado em GRAN-DE QUANTIDADE e de maneira uniforme para garantir proteção!

Reaplicar o filtro solar é mesmo necessário?

Sim, é necessário. Mesmo quando usamos um filtro físico – aquele que forma uma camada sobre a pele –, ao longo do dia, pela ação do suor e principalmente da manipulação, acabamos por retirá-lo, ao menos parcialmente. A orientação oficial é que o produto deve ser reaplicado a cada duas horas. Mas me sinto na obrigação de colocar as coisas de modo a não fazer do cuidado com a pele uma tortura diária! Não conheço, sinceramente, uma pessoa que consiga, no dia a dia, reaplicar o filtro solar a cada duas horas... nem eu! A minha orientação, para quem trabalha em lugares fechados, é que se aplique o filtro sem economia pela manhã, antes de sair de casa, e reaplique na hora do almoço. Para as pessoas que fazem uso de transporte coletivo, é importante reaplicar também antes de sair do trabalho, pelo risco de ficar expostas ao sol aguardando o veículo.

Já no caso de exposição direta ao sol, seja na praia, na piscina, num passeio ou em esportes ao ar livre, a reaplicação a cada duas horas é mesmo necessária. O suor excessivo, o mergulho e o contato com a areia são fatores de grande remoção do filtro solar. Nesse caso, o FPS deve ser alto – quanto mais clara a pele, mais elevado o fator. Nessas situações, não há necessidade de pensar na cosmética do produto – se ele for oleoso ou brilhar mais do que você gostaria, mas oferecer a composição ideal de protetores, fique com ele.

Uma boa opção de filtro solar para usar em situações em que a reaplicação é necessária são aqueles em aerossol, muito práticos. É possível aplicá-los rapidamente no corpo todo, inclusive em áreas com pelos, sem deixar tudo grudado.

Mas atenção: por serem em aerossol, esses produtos são compostos por filtros químicos, que têm menor adesão à pele que os físicos, portanto devem ser rigorosamente reaplicados a cada duas horas ou após mergulhar. A aplicação no rosto deve ser cautelosa, pelo risco de irritação ocular e inalação.

Como escolher o filtro solar ideal?

No dia a dia, é preciso conciliar a rotina, muitas vezes corrida, e os cuidados com a pele. Por isso, é necessário optar por filtros solares compatíveis com o tipo de pele e com o perfil do usuário, pois o mais importante é a adesão ao uso.

Não adianta um filtro ser tecnicamente muito bom, mas não agradar os sentidos – mais cedo ou mais tarde, a pessoa abandona o hábito.

Quem tem pele oleosa, por exemplo, deve procurar no rótulo por descrições como: "livre de óleo", "efeito mate", "oil control", "seborregulador". A apresentação em mousse tem boa aceitação nesses casos. O mesmo serve para a pele mista. Já quem tem pele seca deve atentar para filtros com essa descrição na embalagem. Caso não haja indicação, são boas opções filtros com associação de hidratante ou creme. Outra dica: normalmente, os protetores com FPS alto são mais adequados para a pele seca, pois sua fórmula contém mais óleo.

Exceção deve ser feita no caso de peles com alguma lesão que piore com a luz solar (como melasma, lúpus etc.). Nesses casos, o filtro usado deve promover uma proteção mais rigorosa, mesmo que a cosmética não seja ideal para uso diário.

Para exposição direta ao sol, é importante usar um protetor com FPS alto e maior aderência à pele, o que pode trazer uma sensação mais "pesada". Procure descrições como "resistente à água", "resistente ao suor", "fotoestável" e produtos que contenham óxido de zinco ou dióxido de titânio entre os componentes.

Uma boa dica é usar filtros indicados para crianças: além de oferecer ótima proteção, são hipoalergênicos e mais aderentes.

A maquiagem pode substituir o filtro solar?

Não, não pode. Com maquiagem ou não, o filtro solar deve ser usado. A maquiagem será aplicada após o protetor e certamente vai auxiliar na fotoproteção – qualquer maquiagem, mesmo sem filtro solar na fórmula, oferece proteção equivalente ao FPS 4. Os produtos que contêm filtro solar na formulação são boas opções e protegem conforme a descrição do rótulo.

Filtro solar com pigmento é melhor que o incolor?

Depende. Se o produto contiver o FPS adequado e for aplicado na quantidade correta, sim. O problema é que, se fôssemos usar a quantidade ideal de filtro com base, o rosto ficaria com um aspecto artificial, de "máscara", nada estético. Na tentativa de deixar a aparência natural, acabamos por aplicar uma camada muito fina, esquecendo a função primordial do produto e enxergando-o apenas como maquiagem. Dessa maneira, o FPS cai e não cumpre sua função.

Atenção: usar um filtro com FPS 15 e, na sequência, uma base com o mesmo FPS não proporciona à pele uma proteção equivalente ao FPS 30. Certamente haverá potencialização do fator de proteção, mas ainda não foram feitos testes para mensurar o valor final.

Como proteger os lábios?

O mais importante é que essa área, das mais delicadas do rosto, receba também proteção solar. Batons cosméticos com filtro solar na composição são mais indicados para a rotina diária. Há vários disponíveis no mercado – pergunte antes de comprar.

O filtro solar em bastão é ideal para a exposição intensa ao sol, incluindo o mergulho, porque contém filtros físicos, portanto é mais aderente. Mas o protetor usado no rosto pode muito bem ser estendido aos lábios, o que é muito mais prático e funcional. Pela grande manipulação da área, reaplicar é fundamental. Estima-se que a radiação ultravioleta seja responsável por quase metade dos casos de câncer de lábio.

E com as crianças, como proceder em relação ao sol?

Crianças devem brincar, correr, se sujar. Não podemos fazer da vida ao ar livre uma neurose! Então, com elas, devemos usar tudo que há à disposição no mercado:

- ✓ Aplique um filtro solar de amplo espectro (essa expressão deve estar escrita na embalagem). Prefira os especificamente infantis, que tendem a aderir melhor à pele.
- ✓ Lembre-se de aplicar nas orelhas, no pescoço, nos lábios e nos pés. Existem filtros em spray específicos para as crianças, práticos para aplicar nas orelhas e na nuca.
- ✓ Verifique as especificações: hipoalergênico, resistente à água.

- ✓ Usar bonés e roupas com filtro solar no tecido é uma excelente opção. Atualmente, existem várias marcas no Brasil. Caso não seja possível, coloque na criança qualquer camiseta escura e de tecido sintético.
- ✓ Colocar óculos de sol infantis na criança é um hábito pouco difundido no Brasil, mas deve ser encorajado – e sempre com lentes antiUV. Eles protegem de maneira eficaz os olhos das crianças, mais suscetíveis a lesões pela radiação solar que os dos adultos.
- ✓ Manter a criança à sombra é uma boa medida de segurança. Mas lembre-se de que a areia reflete 15% dos raios solares, logo as barracas de praia e guarda-sóis não oferecem proteção total.
- ✓ Segundo a Academia Americana de Pediatria, crianças a partir de 9 ou 10 anos já têm condições de assumir, com os pais, a responsabilidade pelo uso do filtro solar, que nessa idade deve ser aplicado diariamente.
- ✓ Bebês de até 6 meses não têm a pele madura o suficiente para receber produtos químicos, como o filtro solar.

Por isso, não devem ser expostos ao sol além do que o pediatra recomendar. Quando isso for inevitável, o bebê deve ser protegido com roupas apropriadas, e filtros físicos aplicados apenas nas áreas descobertas.

Cremes autobronzeadores estão liberados?

Sim. A substância ativa dos principais autobronzeadores é a di-hidroxiacetona (DHA), um açúcar que reage com a queratina presente na camada mais externa da pele e não penetra além dela. Essa reação gera compostos de cor marrom, que simulam o tom bronzeado – é como se fosse uma tintura.

O autobronzeamento tem a vantagem de não ser eliminado com a transpiração ou o mergulho – a única forma de retirá-lo é com a descamação da pele. Atualmente existem produtos de textura leve, com secagem rápida e cheiro agradável.

Os produtos mais recentes associam a L-eritrulose à DHA, na tentativa de amenizar os inconvenientes do uso isolado da DHA: bronzeamento manchado e ressecamento intenso da pele. Esses novos produtos promovem um bronzeado mais homogêneo e duradouro, com aspecto bem natural.

Os autobronzeadores não têm relação alguma com a proteção da pele, portanto não dispensam o uso do filtro em caso de exposição solar. Máquinas de bronzeamento a jato utilizam a mesma substância e por isso também podem ser usadas sem risco – diferentemente das câmaras de bronzeamento, que já mencionamos.

Lâmpadas fluorescentes podem causar câncer de pele?

Essas lâmpadas emitem raios UV, mas, quanto ao risco de câncer de pele, o que temos de concreto são alguns estudos que negam essa relação. Um estudo feito pela Associação Nacional de Fabricantes de Produtos Elétricos, dos Estados Unidos, demonstrou que o nível de exposição a raios ultravioleta de uma pessoa que passa oito horas num local totalmente iluminado por lâmpadas fluorescentes equivale a aproximadamente um minuto de exposição ao sol do meio-dia em um dia de verão.

Outro estudo, publicado em 1998 pelo Conselho Nacional de Proteção Radiológica da Inglaterra, concluiu que os níveis de radiação UV emitidos pelas lâmpadas fluorescentes comumente utilizadas não representam risco para a saúde, nem a curto nem a longo prazo.

Acessórios protetores

Além do filtro solar, podemos lançar mão de um arsenal de produtos protetores para o combate ao sol:

Óculos escuros: os que têm lentes com filtro UV são muito eficazes na proteção tanto das pálpebras quanto do globo ocular. A exposição aos raios UV está relacionada à ocorrência de doenças oculares, como ceratite, catarata, degenerações maculares e pterígio. Quanto maior a lente e mais acoplada ao rosto, maior a proteção.

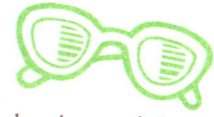

Roupas em geral: qualquer roupa é melhor que nenhuma, mas algumas características podem ajudar a proteger melhor: tecidos de trama fechada, secos e escuros são os que mais protegem contra a radiação. Quanto mais fechada a trama do tecido, menor a porosidade e maior a proteção solar, independentemente da fibra (algodão, lycra, malha etc.). A capacidade protetora do tecido cai quando ele está molhado, pois a água aumenta os espaços entre as fibras e facilita a passagem dos raios UV. Isso é mais evidente em malhas ou algodão. Em relação à cor, quanto mais escura, mais ela absorve a luz, que assim não atinge a pele. O desafio é a adesão a esse tipo de tecido nos dias quentes, pois não são roupas leves e adaptadas para altas temperaturas.

Roupas de algodão são as que conferem menor proteção. O poliéster é o tecido que mais protege, por isso é indicado para a prática de esportes aquáticos.

Veja a seguir o fator de proteção de algumas roupas:

Tecido	FPS
Algodão molhado	11
Algodão seco	16
Lycra molhada	24
Lycra seca	35

Fonte: www.dermatologia.net

Roupas com filtro solar no tecido: a proteção solar têxtil é cada vez mais difundida, por ser segura e muito prática. Garante proteção independentemente da cor, da trama ou da umidade do tecido, em qualquer ambiente.

O termo "fator de proteção ultravioleta" (FPU) é usado para determinar a quantidade de proteção no tecido, classificada segundo o quadro abaixo:

Proteção	FPU	UV bloqueado
Moderada	10	90%
Alta	20	95%
Muito alta	30	96,7%
Máxima	50	98%

O índice de FPU indica em que quantidade a radiação UV é absorvida pelo tecido. Um tecido com FPU 50 permite que, de cinquenta raios, apenas um passe através dele, ou seja, somente

2% da radiação que atinge a superfície do tecido chega até a pele. A estabilidade da proteção é o grande benefício das roupas e acessórios com FPU – o fator de proteção é sempre o que está especificado na etiqueta, mesmo sob a água. O uso é recomendado principalmente no caso de exposição prolongada ao ar livre.

A quantidade de itens com filtro solar cresce a cada dia: luvas, bonés, chapéus, maiôs, camisetas de todos os modelos etc.

Chapéus e bonés: chapéus e bonés com aba conferem proteção a áreas naturalmente propensas a queimaduras, conforme abaixo:

Área	Aba > 7,5 cm	2,5-7,5 cm	< 2,5 cm
Nariz	FPS 7	FPS 3	FPS 1,5
Bochechas	FPS 3	FPS 2	–
Pescoço	FPS 5	FPS 2	–
Maxilar	FPS 2	–	–

Além da proteção da face, outro motivo importante para o uso de chapéu ou boné é a proteção do couro cabeludo, mesmo para quem não é calvo. Quantas vezes, durante uma temporada na praia, você já não percebeu o couro cabeludo descamar? É a ação do sol, como na face ou no corpo, com o agravante de o couro cabeludo estar numa posição de incidência direta da luz solar, portanto muito mais exposto a queimaduras e lesões de pele decorrentes do sol. O couro cabeludo é um local frequentemente acometido por câncer de pele, principalmente em calvos.

O uso de cosméticos com filtro solar não é bem aceito no couro cabeludo. Mesmo aqueles em aerossol deixam os cabelos com aspecto oleoso, com os fios grudados, nada bonitos. Chapéus e bonés de qualquer modelo ainda são a melhor opção e, na minha opinião, devem ser feitos de tecido com filtro solar, pela proteção extra que confere.

O sol e a vitamina D

Não posso deixar de citar duas questões muito discutidas atualmente no meio médico, que têm a ver com o apelo para a proteção da pele ao sol: sua relação com a vitamina D, a saúde dos ossos e o humor.

Sol x humor

Há muito se sabe da sensação de bem-estar proporcionada pela exposição solar. Inúmeros estudos tratam da relação entre doenças do humor (depressão, tensão pré-menstrual, transtorno afetivo sazonal ou depressão de inverno) e a frequência de exposição ao sol. Isso acontece porque a melhora do humor e a sensação de bem-estar estão diretamente relacionadas aos níveis sanguíneos de vitamina D, que precisa da radiação UVB para ser ativada e utilizada pelo organismo. Por isso, nos meses frios, principalmente nos países nórdicos, onde a incidência de sol é menor, a suplementação dessa vitamina é indicada como forma de manter o bem-estar.

Sol x osteoporose

A luz solar, mais especificamente a radiação UVB, é responsável por converter a vitamina D em vitamina D3, reação fundamental para permitir a captação de cálcio pelos ossos. A diminuição da quantidade de vitamina D3 no organismo leva à redução de cálcio nos ossos, culminando em seu enfraquecimento, que em estágios avançados caracteriza a osteoporose, doença que pode causar a quebra espontânea dos ossos.

Diante das complicações que a deficiência de vitamina D pode causar, o uso diário de filtro solar chegou a ser questionado. Ainda não há um consenso, e muitos trabalhos divergem sobre o assunto, mas vários estudos apontam que o uso crônico de filtro solar não interfere nas taxas dessa vitamina, não sendo, portanto, um fator de piora para a osteoporose.

Sabe-se que uma exposição solar de dez minutos, com os braços e as pernas descobertos, três vezes por semana, é suficiente para produzir a vitamina D de que necessitamos para manter a saúde. Alguns estudos apontam a poluição como um agente bloqueador dos raios UV, o que levaria à necessidade de maior tempo de exposição ao sol por moradores de grandes centros urbanos.

Tabagismo

A fumaça do cigarro contém mais de quatro mil substâncias tóxicas, mas é a nicotina seu ingrediente mais nocivo – ela é a responsável pela dependência química do fumante. Outra substância, o alcatrão, formado durante a queima do cigarro, é composta por mais de quarenta agentes cancerígenos.

Na pele

Para evitar os males progressivos do cigarro sobre a pele, o mais importante é não fumar e não passar muitas horas próximo de alguém que fuma. Fumo passivo também envelhece!

Cicatrização: o cigarro prejudica diretamente o processo de cicatrização. Por isso, os médicos orientam que o uso do cigarro seja suspenso dias antes e após qualquer procedimento cirúrgico. Até mesmo a inalação da fumaça é prejudicial – nela existem substâncias que inibem a evolução natural da cura do tecido, prolongando o tempo para o fechamento da ferida ou causando cicatrizes antiestéticas, volumosas e endurecidas.

Circulação sanguínea: a nicotina é um potente vasoconstritor (fecha os vasos sanguíneos que nutrem a pele, diminuindo a circulação). A circulação sanguínea é responsável por fazer chegar às células os nutrientes necessários a seu bom funcionamento. Uma vez que há menos sangue circulando, há menos nutrientes para as células, que passam a trabalhar em condições desfavoráveis, culminando na lesão das fibras elásticas e na diminuição da síntese de colágeno. Um único cigarro causa vasoconstrição cutânea por mais de noventa minutos!

Envelhecimento precoce: o envelhecimento precoce desencadeado pelo consumo do tabaco envolve uma série de mecanismos. Além da redução de oxigênio circulante na pele, outro fator importante é o aumento de radicais livres no organismo, que lesam o DNA das células da pele, levando a sua morte prematura. Estudos demonstram que a chance de desenvolver rugas profundas é quase cinco vezes maior em pessoas que fumam há mais de dez anos, independentemente da exposição solar.

A "face do fumante": termo médico tradicional que caracteriza um rosto pálido, flácido, com a pele sem viço, além de uma cor acinzentada.

Homens x mulheres: segundo estudos, as mulheres são mais suscetíveis do que os homens ao envelhecimento pelo tabagismo. A nicotina seria responsável pela diminuição do hormônio feminino na pele, favorecendo o envelhecimento.

A redução do número de cigarros pode resolver o problema?

Ainda não se sabe. Vários estudos relatam que, quanto mais se fuma, mais rápido e intenso é o envelhecimento, mas ainda não é possível estabelecer uma relação entre o número de cigarros diários e a intensidade de piora do envelhecimento cutâneo. Sabe-se que o envelhecimento facial do fumante é 3,5 vezes mais rápido que o do não fumante.

Além dos danos já citados, outro ponto a ressaltar é que, no caso de tratamentos estéticos para rejuvenescimento (laser, peeling, preenchimento), os resultados tendem a durar menos nos fumantes, e aumentam as chances de complicação por má cicatrização ou aparecimento de herpes.

Mas, como sabemos que fumar é um vício e que abandoná-lo não é algo simples, vamos descrever algumas medidas que ajudam a reduzir o prejuízo causado pelo cigarro:

- ✓ Use produtos tópicos à base de ativos antioxidantes, que ajudam a anular os efeitos nocivos dos radicais livres sobre a pele. Existem vários, e vou citar aqui os mais comuns, para facilitar a identificação: vitamina C, vitamina E (ou alfa-tocoferol), coenzima Q10, idebenona, licopeno, picnogenol.
- ✓ O uso diário de cremes hidratantes e emolientes é importante para manter a elasticidade da pele e amenizar o ressecamento.
- ✓ Para suavizar o problema da microcirculação, é importante intervir com procedimentos estéticos que aumentem a oxigenação da pele ou lançar mão de opções mais leves, como máscaras hidratantes e antioxidantes. Somente o médico poderá orientar e direcionar você ao melhor tratamento.

- ✓ O uso de filtro solar é fundamental, porque, como vimos, o outro grande agente agressor externo é a radiação solar. E, para evitar a sobreposição de agressões, é imperativo bloquear essa outra fonte de envelhecimento. Alguns bons filtros solares no mercado têm ativos antioxidantes na formulação, e esses são a minha sugestão para os fumantes.
- ✓ Como os danos ao organismo não se restringem à pele, a ingestão diária de cápsulas antioxidantes é recomendada. Normalmente, os níveis de vitamina A, betacaroteno (pigmento carotenoide antioxidante e precursor da vitamina A) e tocoferol (vitamina E) encontram-se baixos nos tabagistas e devem ser suplementados. Para isso, sugiro procurar orientação médica, pois o melhor resultado vem com um tratamento personalizado, que dose elementos sanguíneos e corrija deficiências ou excessos. Uma alimentação saudável é fundamental, mas, no caso do fumante, a suplementação oral é indispensável.

4
ENVELHECIMENTO

Manter os cuidados descritos nos capítulos anteriores certamente garante uma boa aparência à pele e reduz o impacto do ambiente sobre ela. Mas, considerando que a geração de mulheres a partir de 30 anos cresceu ainda sob a cultura de tomar muito sol e que as medidas preventivas eram quase inexistentes, vamos agora abordar, de maneira prática, como cuidar dos prejuízos já instalados decorrentes da exposição solar excessiva.

Independentemente da escolha do tratamento a ser feito, o mais importante é buscar um resultado natural, compatível com suas características particulares, reconquistando uma aparência jovial e saudável, porém sem traços caricatos. Sabemos que o envelhecimento não ocorre apenas na pele, mas atinge a gordura e a musculatura da face também, por isso o reposicionamento geral do rosto, com tratamentos que atuem em planos superficiais e profundos, é a melhor maneira de alcançar o rejuvenescimento.

Diversos tratamentos proporcionam a melhora global do tecido e um aspecto rejuvenescido. Para facilitar, vamos dividi-los segundo as principais queixas.

De maneira bem genérica, há três grandes problemas a corrigir na pele do rosto:

- manchas;
- rugas;
- flacidez.

Manchas

Quando pensamos em melhorar o aspecto geral da pele, da face ou do corpo, a primeira alteração que devemos tratar são as manchas. Não há uma norma, mas, levando em conta o impacto social e estético que causam, vale a pena priorizá-las. Uma pele manchada causa impressão de sujeira. Quando as manchas são eliminadas, o impacto visual de melhora é maior do que quando tratamos somente as rugas ou a flacidez.

Na face, as manchas que mais incomodam são as sardas, cicatrizes de acne, melasmas e as chamadas manchas senis, provenientes do envelhecimento da pele. Com exceção do melasma, que tem evolução crônica e muitos fatores causais, para as demais manchas sugerem-se algumas opções de tratamento:

Deve-se iniciar com um tratamento em casa, com produtos à base de ácidos e clareadores, para uso frequente e sob orientação médica. Na minha opinião, esses produtos são fundamentais para a manutenção de qualquer outro tratamento estético. Não devem ser abandonados, mas adequados à fase de vida, clima e rotina do usuário.

Peeling seriado: peeling superficial, que descama a pele como se fosse queimadura de sol. Feito periodicamente, traz resultados muito bons. Não interfere na rotina, e o desconforto é mínimo ou inexistente. Com alguns cuidados, pode ser feito fora do inverno. Necessita de manutenção de acordo com o tipo de mancha e de pele. Pode ser feito na face e no corpo – braços, colo, pescoço e mãos – com excelentes resultados.

Luz pulsada: tratamento muito indicado para manchas senis e cicatrizes de acne, com resultados bem satisfatórios. São necessárias algumas sessões, normalmente de três a quatro, com intervalo médio de trinta dias. Pode haver dor durante o tratamento, mais intensa quanto maior o número de manchas e a quantidade de energia emitida, mas normalmente é bem tolerada. Não interfere na rotina e melhora também rugas finas. Tem custo mais alto que o peeling seriado, mas proporciona um benefício mais global à pele. Não deve ser feita em peles bronzeadas. Pode ser aplicada na face, no pescoço, no colo e nas mãos.

Cauterização focal: consiste no tratamento localizado da mancha. Pode ser feita com aparelho que queima a lesão através do calor ou do frio, ou através de substâncias cáusticas aplicadas pontualmente sobre a mancha. É indicada quando o número de lesões é pequeno e mais utilizada no caso de manchas senis. Para sardas ou cicatrizes de acne, os tratamentos anteriores oferecem melhor resultado.

Rugas

Depois de tratadas as manchas, o próximo passo é amenizar as linhas de expressão, que se dividem em dois tipos – as que aparecem somente quando movimentamos o rosto (chamadas dinâmicas) e as que ficam evidentes mesmo em repouso (estáticas). Normalmente as rugas dinâmicas surgem primeiro, e o tratamento consiste em paralisar a musculatura responsável pelo movimento que dá origem a elas – se os pés de galinha começam a incomodar, é necessário tratar a musculatura dos olhos, justamente nos locais em que as linhas aparecem, por exemplo, durante um sorriso.

Esse tratamento é feito com a toxina botulínica. No Brasil, até o momento dispomos de quatro marcas com aprovação da Agência Nacional de Vigilância Sanitária (Anvisa) e registro no Ministério da Saúde: Dysport, Prosigne, Botox e Xeomin. A toxina paralisa a musculatura da região em que é injetada, então a pele sobre ela relaxa, suavizando a ruga. O efeito tem duração de três a cinco meses. É um tratamento bastante divulgado, por isso sujeito a atitudes antiéticas por parte de alguns profissionais.

Há no mercado outras marcas de toxina botulínica vendidas clandestinamente, sem autorização dos órgãos responsáveis. Ofertas de tratamento por preços baixos demais devem ser avaliadas com muita cautela. Como forma de se proteger, procure saber o nome da substância que será aplicada. Outra prática desonesta é a diluição do produto além do indicado pelo fabricante, na tentativa de baratear o tratamento e facilitar a venda. Conheça o profissional que vai cuidar de você!

Para as rugas estáticas, aquelas visíveis independentemente da expressão, as opções de tratamento são várias e, de maneira geral, visam à estimulação de colágeno.

Peeling médio: consiste na aplicação de uma substância capaz de penetrar na pele até a derme. Ocorre descamação mais grossa, acastanhada, e a recuperação leva cerca de cinco dias. É um procedimento dolorido e deve ser feito preferencialmente no inverno. Há a formação de uma pele nova, mais firme, com linhas de expressão amenizadas. Também trata manchas e melhora a flacidez.

Laser fracionado: há vários tipos de laser fracionado, mas os mais divulgados são o erbium e o CO_2.

Essa tecnologia permite o tratamento de uma parcela da pele, porque o feixe de laser que a atinge não é compacto – é dividido em vários feixes menores, como se fosse um chuveiro. A pele que não foi atingida pelos microfeixes permanece íntegra e auxilia na recuperação da pele ferida pelo laser. Isso leva a um tempo de recuperação menor, normalmente de três dias, e a um risco de complicações reduzido. Induz a formação de colágeno e traz excelentes resultados na redução de rugas. O tratamento requer preparo prévio da pele, assistência médica rigorosa e uso de algum tipo de anestésico durante o procedimento, para que seja mais bem tolerado.

Preenchimento: consiste na injeção de uma substância gelatinosa sobre o sulco da ruga, na tentativa de superficializá-lo, suavizando sua aparência. Existem várias substâncias no mercado, definitivas ou transitórias.

As primeiras têm baixo custo e o benefício de não necessitar de reaplicação. Deixam um efeito estético agradável, mas a longo prazo podem levar a reações de rejeição pelo organismo, com vermelhidão e inchaço no local da aplicação, que muitas vezes só regridem com o uso de medicação do tipo corticoide e podem ser recorrentes. As substâncias transitórias são mais caras e normalmente duram um ano, mas são muito seguras. Outra questão que devemos levar em conta é que o rosto muda com o passar dos anos, e a queixa de hoje pode não ser a mesma de amanhã. Se aplicarmos um preenchedor definitivo, ele vai permanecer estático, sem acompanhar as mudanças fisiológicas do envelhecimento, o que pode dificultar um bom tratamento no futuro. Prefiro os preenchedores transitórios pela segurança que oferecem. São muito versáteis e deixam um aspecto bastante natural. Podem ser usados em praticamente todas as rugas da face, pescoço, colo e mãos. Atualmente, existem géis preenchedores de várias densidades. Os mais ralos preenchem as linhas finas ao redor dos lábios, dos olhos e das olheiras. Os médios são bons para o "bigode chinês" (ruga que parte do nariz e contorna a boca) e para dar volume aos lábios, e os mais espessos são aplicados em profundidade e utilizados para compensar a perda de gordura das bochechas, aumentar o queixo etc.

Flacidez

Com a pele sem manchas e com menos rugas, vamos agora abordar a flacidez. Na minha opinião, o tratamento da flacidez ainda é um desafio, por isso opto por tratamentos combinados, na tentativa de alcançar o melhor resultado. Gosto muito de associar cápsulas de suplementos nutricionais ao tratamento com aparelhos.

Em relação aos cosméticos, não acredito naqueles que prometem efeito lifting. Muitos contêm proteínas na sua composição que, quando secam na pele, causam tração, dando o chamado "efeito Cinderela". Esse efeito é provisório e se perde quando em contato com a água. Não há, portanto, nenhum efeito terapêutico sobre a estrutura de firmeza da pele. Recomendo cremes com nutrientes essenciais para a pele, antioxidantes e substâncias hidratantes.

As tecnologias utilizadas para melhorar a flacidez facial são as mesmas utilizadas no corpo:

Radiofrequência: por não deixar marcas na pele, é a opção preferida do público masculino. Ela estimula a produção de novo colágeno, em resposta ao dano térmico que causa na derme profunda. São sessões semanais ou quinzenais, de acordo com o aparelho, e no mínimo três. O grau de melhora varia de pessoa para pessoa, mas em geral podemos notar maior firmeza na pele, com melhora do contorno facial.

Infravermelho: outro tratamento muito procurado por quem quer discrição, porque também não deixa marcas e não tira a pessoa da rotina. É indolor, exceto na área da barba, em que pode haver sensação térmica mais intensa. Através do aquecimento lento e contínuo da derme, há estímulo para a compactação do colágeno existente e para a formação de colágeno novo, levando à melhora da flacidez. São necessárias sessões sequenciais, e a melhora do problema é percebida, como na radiofrequência, principalmente na região de contorno da mandíbula.

Laser CO_2 fracionado: o tratamento de resurfacing (rejuvenescimento intenso) com laser fracionado é um dos procedimentos mais eficazes e com resultados mais definitivos no tratamento da flacidez facial intensa. A tecnologia é a mesma descrita no tratamento de rugas, mas o tipo e a intensidade da energia são diferentes, mais altos. Há nítida retração da pele já no momento da aplicação, e a formação de uma nova camada de colágeno no período de quatro meses depois. O inconveniente é que, além de muito dolorido, exige reclusão de uma semana em média. Os cuidados com o sol e a sensibilidade permanecem por mais algum tempo. O acompanhamento médico prévio e após o procedimento é fundamental.

Peeling profundo: com o advento do CO_2 fracionado, a opção do peeling profundo como tratamento de rejuvenescimento diminuiu acentuadamente, pois o tempo de recuperação e os riscos desse tratamento são maiores. Seu representante mais difundido é o peeling de fenol. Atualmente existem muitas variações do peeling de fenol original, com peculiaridades distintas, mas todas têm o mesmo objetivo: o rejuvenescimento intenso da pele. O fenol é uma substância cáustica que reage com a queratina da pele, promovendo coagulação. Ele causa uma queimadura química e, no processo de regeneração, há a formação de uma nova camada de colágeno. Há retração intensa da pele e melhora surpreendente da flacidez. O período de recuperação fica em torno de dez a quinze dias. A aplicação deve obedecer a cuidados, porque o fenol é tóxico para o coração (causa arritmia) e os rins. As complicações do tratamento incluem cicatrização irregular, vermelhidão prolongada (de até quatro meses) e hipopigmentação permanente (branqueamento exagerado e definitivo) do rosto, caracterizando a "face de porcelana".

Cosméticos e dermocosméticos: como escolher

Diante de tantas opções nas prateleiras das farmácias e perfumarias, muitas vezes não temos parâmetros para escolher o cosmético ou dermocosmético ideal. Num primeiro momento, nos deparamos com a grande variação de preço entre eles. Acredito que esta seja a grande dúvida: Como saber se o custo do produto vale seus benefícios?

É verdade que produtos com bons ingredientes ativos, feitos com matérias-primas de qualidade e que contenham alguma tecnologia em sua fabricação não são baratos. Além disso, muitos laboratórios investem em pesquisa e têm seus produtos patenteados. No Brasil, outro fator que aumenta o valor dos cosméticos e dermocosméticos é a alta taxa de impostos que incide sobre eles, principalmente no caso dos importados.

Por outro lado, esse mercado envolve muito glamour e marcas de luxo (assim como o mercado de carros, vestuário, acessórios etc.). Nesse caso, as próprias marcas não buscam a venda em massa, mas a seleção de um público restrito de alto poder aquisitivo, disposto a arcar com o custo do produto e da marca. Suas embalagens são diferenciadas, os locais de venda são reduzidos, e os preços, exageradamente altos. Por exemplo, se um creme para a área dos olhos custa oitocentos reais, por mais que ele contenha ingredientes desenvolvidos a partir da mais avançada tecnologia, nesse custo está embutido o valor da marca e, na maioria das vezes, na minha opinião, a relação custo-benefício não é vantajosa.

Quanto à qualidade dos produtos, devo salientar que não são todos iguais. Cito como exemplo aqueles que contêm vitamina C, ativo antioxidante e clareador muito usado, mas bastante instável quando em contato com o ar. Diante de sua importância como tratamento e da dificuldade de utilização na forma ativa, o mercado desenvolveu uma gama de vitaminas C, com preços variados, que podem ser adicionadas aos cosméticos. Mas algumas delas não agem diretamente, são formas precursoras da vitamina C ativa, ou seja, só vão trazer benefícios à pele quando chegarem à derme (a segunda camada da pele), onde serão ativadas, e aí fica a dúvida: Quanto daquilo que foi aplicado vai conseguir penetrar e realmente ser aproveitado pelo tecido?

Além disso, a qualidade dos veículos (creme, gel etc.) varia, e os preços também. Os mais baratos nem sempre proporcionam uma adequada compatibilidade com a pele nem facilitam a ação dos ingredientes ativos da fórmula, o que prejudica a eficácia. Uma mesma concentração de vitamina C, por exemplo, pode ser mais irritativa nesse produto e não penetrar o suficiente na pele para ter eficácia.

Muitos cosméticos hoje utilizam a nanotecnologia para facilitar a ação do produto e diminuir os riscos de irritação. É um recurso que melhora a qualidade. Nanopartículas são invólucros muito pequenos, compatíveis com a estrutura da pele, que envolvem o ingrediente (ácido retinoico, antioxidantes etc.) e permitem sua penetração, sem perder as propriedades terapêuticas. Podem estar discriminadas como talaspheras (ou talaesferas), glicospheras (ou glicoesferas), nanospheras (ou nanoesferas) etc.

Vale esclarecer algumas questões sobre os cosméticos vendidos por catálogo, que normalmente geram dúvidas quanto à eficácia. Esses produtos são fabricados por empresas que têm rigor e seguem leis de segurança, assim não são ruins. A questão é que, quando pensamos que são vendidos aleatoriamente e para um grande número de pessoas, a preocupação com os efeitos adversos aumenta. Por isso, ingredientes que podem causar irritações, mas que normalmente são bons tratamentos para acne e rejuvenescimento, são incorporados em quantidades menores ou substituídos por outros, que não têm a mesma eficácia. Assim, a expectativa de resultado não deve ser a mesma de quando utilizamos produtos personalizados, orientados especificamente para o nosso tipo de pele e estilo de vida.

Algumas curiosidades que podem ajudar na hora da compra:

- ✓ A empresa francesa L'Oréal detém as marcas La Roche-Posay, Vichy, Biotherm, Lancôme e SkinCeuticals.
- ✓ A marca RoC pertence à Johnson & Johnson, a mesma responsável pelos produtos Neutrogena.

- ✔ Bourjois é uma marca que pertence ao grupo Chanel.
- ✔ A MAC pertence à Estée Lauder.

A mesma empresa lança marcas diferentes, com propostas diversas, para alcançar um público maior. Cito como exemplo a Bourjois. Voltada para um público mais jovem, apresenta embalagens descontraídas, coloridas e de custo mais acessível que os da marca Chanel, que vende uma imagem de sofisticação e exclusividade, com frascos mais luxuosos e discretos. Mas ambas têm excelente qualidade.

Outro exemplo é a linha de filtros solares da Johnson & Johnson: tanto a linha Minesol, da RoC, como a linha Ultra Sheer, da Neutrogena, possuem o mesmo ingrediente para proteção contra a radiação UVA. Trata-se de uma avobenzona estabilizada, muito eficaz, que garante segurança e qualidade aos produtos e é patente da Johnson's.

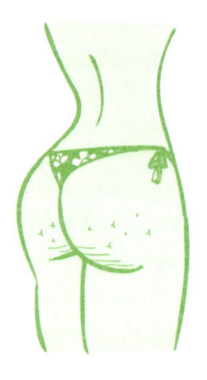

5
CELULITE, FLACIDEZ, ESTRIAS

Celulite

A lipodistrofia ginoide (LDG), também chamada de celulite, é considerada uma doença crônica. Por isso, não devemos ter pretensão de cura, e sim de controle, para evitar a piora. A celulite não pode ser considerada uma doença grave, porém é o maior motivo de insatisfação estética na mulher.

A celulite atinge 95% das mulheres adultas e é a primeira queixa no que diz respeito à insatisfação corporal. Reconhecida facilmente pelo aspecto de casca de laranja da pele, atinge sobretudo coxas, glúteos e abdome, mas pode aparecer em qualquer local onde haja tecido gorduroso, como braços e joelhos.

Celulite não tem relação com obesidade – ela pode acometer também as magras –, mas sempre há piora dessa condição com o ganho de peso. É mais frequente nas mulheres brancas (rara nas negras e orientais) com biotipo ginoide, ou seja, aquele tipo de corpo com quadril largo, bumbum grande e coxas grossas – tipicamente nós, latinas. Mulheres que têm costas largas, busto grande, pouca cintura e quadril estreito são favorecidas com menos tendência à celulite.

Causas

As causas que levam ao aparecimento da celulite ainda não estão bem definidas. Sabe-se que o fator hereditário é importante, mas alterações hormonais e circulatórias podem agravar o problema.

A predisposição genética é determinante porque o número, a disposição e a sensibilidade das células de gordura à ação dos hormônios são determinados geneticamente. São esses fatores que definem a suscetibilidade individual para desenvolver celulite.

O fator hormonal está diretamente relacionado ao aparecimento, perpetuação e piora da celulite. O estrógeno é o principal hormônio tido como causador dessa patologia; assim, em condições em que há seu aumento, como na gestação, na puberdade e com o uso de contraceptivos orais, há piora da celulite. Outros hormônios capazes de favorecer o armazenamento de gordura, como a insulina, também podem piorar o quadro, justamente por aumentar o acúmulo de gordura. A prolactina, hormônio responsável pela produção de leite, é normalmente alta durante a gestação e a amamentação. E pode causar a piora da celulite, por alterar a permeabilidade capilar, que é a capacidade dos vasos sanguíneos de reter água dentro deles, culminando num extravasamento de líquidos para o tecido. Isso acarreta inchaço e piora do aspecto de casca de laranja. Doenças que de alguma forma se relacionem com esses hormônios também podem levar ao aumento da celulite, como síndrome dos ovários policísticos e hipotireoidismo.

Alterações circulatórias, como insuficiência venosa, causam desaceleração crônica dos fluxos sanguíneo e linfático, o que também é responsável pela perpetuação e piora da celulite, pois a circulação sanguínea mais lenta gera prejuízo à microcirculação (a dos pequenos vasos), importante para a nutrição do tecido gorduroso e para a eliminação dos resíduos celulares. Aumentam então as chances de inchaço, que acaba comprimindo os vasos menores e dificultando a circulação linfática. Estabelece-se assim uma alteração de metabolismo em todo o tecido gorduroso, gerando inflamação e finalmente fibrose, responsável pelo pior grau da celulite.

Ainda relacionado à circulação sanguínea, outro fator que pode piorar a celulite é permanecer longos períodos na mesma posição. Isso dificulta a circulação nas pernas, mesmo em quem não tem esse tipo de problema.

Dica: se você fica horas do dia sentada, movimente periodicamente os pés para cima e para baixo; já se permanece muito tempo em pé, suba e desça várias vezes na ponta dos pés. Esses movimentos trabalham os músculos da panturrilha, os quais impulsionam o sangue para cima, melhorando a circulação.

Outro hábito que prejudica a circulação nas pernas é o uso frequente e por tempo prolongado de sapatos de salto alto. O uso constante do salto leva à piora do inchaço nas pernas, além de a alterações musculares, como encurtamento da musculatura da panturrilha. Mas como aliviar o problema para as amantes do salto alto? Sempre que tiver um tempinho, tire os sapatos e caminhe, ou coloque os pés para cima. Essas são medidas práticas para aliviar a circulação e melhorar o inchaço.

Outros fatores que podem piorar a celulite:

Alimentação inadequada: o alimento mais nocivo para quem tem celulite é o açúcar branco, ou seja, doces, pães, massas e refrigerantes em geral. Mas por que isso acontece? O excesso de açúcar e gordura leva ao aumento da insulina, que, como já mencionamos, acarreta o armazenamento de gordura no tecido subcutâneo e a piora do aspecto da celulite. O consumo de álcool também estimula o armazenamento de calorias na forma de gordura – para o organismo, o álcool é como um açúcar. A falta de proteína é outro fator que leva à desestruturação do tecido conectivo existente no tecido gorduroso e à menor formação de colágeno, responsáveis pela firmeza tecidual. Cuidado ainda com o sal, que aumenta a retenção de líquidos no organismo e piora o inchaço. Para fazer o teste, note o aspecto do seu rosto ao acordar após uma noitada na pizzaria...

Sedentarismo: é necessário entender os benefícios dos exercícios físicos para perceber como sua falta pode piorar a celulite. O tecido gorduroso é naturalmente mal vascularizado. A atividade física leva ao aumento da circulação sanguínea, e consequentemente da oxigenação, e à eliminação de toxinas, além de reduzir o inchaço. Ou seja, é o caminho inverso ao da formação da celulite. Além disso, promove a queima de gordura, o que suaviza a aparência da celulite, e aprimora o tônus muscular, que auxilia a melhorar o aspecto flácido da pele. Podemos citar ainda a melhora do humor, que ajuda a levantar a autoestima e, consequentemente, diminuir a chamada "fome emocional".

Tabagismo: o fumo é um potente vasoconstritor (contrai os vasos sanguíneos), dificultando a circulação e consequentemente a oxigenação dos tecidos. Além disso, estimula a produção de radicais livres e diminui a enzima que ajuda a anulá-los.

Medicamentos: o uso de anticoncepcionais (que contêm estrógeno), corticoides (muito usados no caso de reações alérgicas e doenças autoimunes), antitireoidianos (para doenças da tireoide) e betabloqueadores (remédios para pressão alta e arritmias do coração) pode desencadear ou piorar a celulite.

Disfunções intestinais: o intestino é o órgão responsável pela eliminação dos resíduos alimentares. Sua parede funciona como um filtro que permite a passagem de nutrientes para o organismo e barra o que não é necessário. Quando o intestino perde essa capacidade de filtro, por motivos e em graus variados, ocorre a passagem de substâncias muitas vezes alergênicas ou tóxicas. Portanto, estimular o bom funcionamento intestinal também auxilia na melhora da celulite. O consumo regular de fibras, probióticos (bactérias benéficas que equilibram o funcionamento do intestino) e água é a melhor medida para conseguir esse estímulo.

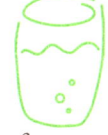

Compressões externas: roupas justas, que fazem compressão principalmente na região das coxas e da virilha, dificultam a circulação sanguínea nas pernas, piorando a celulite. A calça jeans é o maior exemplo. Nesse caso, a solução é optar por modelos menos justos, lembrando que peças com elastano são as melhores, pois favorecem o conforto e a movimentação.

Graus do problema

A celulite pode ser classificada em:

- **Grau I:** não há alteração visível, somente metabólica. É assintomática.
- **Grau II:** irregularidades no relevo da pele são percebidas somente com a compressão ou contração muscular. Já há diminuição da temperatura na região. É considerada leve e pode melhorar com tratamentos.

- **Grau III:** as irregularidades no relevo da pele são vistas mesmo em repouso. Estabelece-se o aspecto de casca de laranja. Pode haver dor ao apertar o local, por causa da inflamação. Já é considerado avançado.
- **Grau IV:** além do aspecto irregular em repouso, há nódulos bastante perceptíveis e doloridos, com edema (inchaço) e fibrose (endurecimento). Há irregularidade no contorno da região. É o grau mais avançado de celulite e o mais difícil de tratar.

A consistência da pele na ocorrência de celulite pode ser:

- **Dura ou consistente:** há boa tonicidade muscular e firmeza da pele. Corresponde ao grau II de celulite. Mais comum em jovens e praticantes de exercícios físicos.
- **Flácida:** mais frequente após os 30 anos. Normalmente acomete as sedentárias, sendo comum também entre mulheres que perderam peso rapidamente. Há frouxidão da pele, por isso o aspecto irregular piora quando a

pessoa está em pé, praticamente desaparecendo na posição deitada. Exercícios de musculação são sempre benéficos, porque o fortalecimento muscular ajuda muito a melhorar o aspecto geral e a firmeza da pele ao movimento.

✓ **Edematosa:** há a impressão irreal de firmeza, porque o tecido está infiltrado por líquido. Indica uma importante alteração do componente circulatório. Pode haver dor local.

✓ **Mista:** é a consistência de pele mais comum na ocorrência de celulite. Há associação das consistências anteriores, acometendo diferentes áreas do corpo: dura nas coxas associada a flácida no abdome, ou então consistente nas laterais das coxas e flácida na parte interna.

Na maioria das mulheres, não há uniformidade na celulite, sendo muito comum a presença de vários graus na mesma pessoa.

Como evitar o aparecimento ou a piora

De maneira geral, alguns hábitos de vida já citados, mas aqui resumidos, podem refrear significativamente a evolução da celulite:

- ✓ **Como o ganho de peso está diretamente relacionado à piora da celulite, procure se manter no peso considerado normal para sua altura.** Alimentação equilibrada, com verduras, frutas, legumes, carnes e grãos distribuídos em pequenas porções várias vezes ao dia, é o ideal.
- ✓ **Atividade física é fundamental!** Na minha opinião, é a medida mais eficaz contra a celulite, pois melhora a circulação sanguínea, faz uma drenagem fisiológica, desenvolve o tônus muscular e auxilia na manutenção do peso ideal. Escolha o exercício que mais lhe agrade e que se encaixe em seu ritmo de vida.
- ✓ **Cuide também do emocional.** O estresse causa desequilíbrio em todo o organismo, reduz o ânimo e a von-

tade de se exercitar, e muitas vezes a alimentação é utilizada como válvula de escape para aliviar a ansiedade. Não poderia ser pior!

- ✓ **Não fume.**
- ✓ **Beba bastante líquido.** Ter sempre um copo de água à vista ajuda a se lembrar de ingeri-la e manter uma hidratação adequada. A água pode ser substituída por sucos naturais ou de polpa congelada, mas sem adoçar.
- ✓ **De modo geral, o ideal é evacuar uma vez ao dia,** sem esforço, e que as fezes tenham formato de charuto. Ou seja, eliminar várias bolinhas, mesmo que seja todo dia, não é saudável – significa que está faltando água e/ou fibras em sua dieta. Beber um copo grande de água logo ao acordar estimula o funcionamento intestinal, vale tentar! Outra dica importante, especialmente para as mulheres: não iniba sua vontade, mesmo que seja necessário usar um banheiro público. Reprimir o reflexo de evacuação pode levar a uma série de complicações intestinais em longo prazo. Deixe o pudor de lado e priorize a saúde!

Tratamentos

A celulite não tem cura, mas pode melhorar se o tratamento incluir mudança nos hábitos de vida, como descrito anteriormente. Dessa forma, pode-se conseguir um resultado melhor e mais duradouro.

Inicialmente, deve-se fazer uma avaliação clínica detalhada, para avaliar o grau da celulite, e levar em conta seu estilo de vida e seu tempo livre, para poder optar pelo tratamento mais adequado.

> **Na minha opinião,** independentemente da gravidade da celulite, a associação de técnicas é sempre mais eficaz que um tratamento isolado. As opções terapêuticas são inúmeras, com aparelhos de várias marcas e procedências, e somente um profissional de sua confiança poderá traçar um plano de tratamento específico para o seu caso.

É muito importante discutir com o profissional as expectativas de melhora com o tratamento proposto e o tempo que vai demorar para atingir o resultado. Não deixe de avaliar o custo-benefício do que pretende fazer – muitas vezes, a associação de tecnologias envolve um custo maior, mas para o resultado que se deseja faz mais sentido, e a longo prazo pode até sair mais barato.

Veja a seguir os tratamentos mais comuns:

Drenagem linfática: pode ser mecânica, feita com aparelho, ou manual, sempre realizada por um profissional. Prefiro a última opção, por ser mais fácil de personalizar, já que a celulite geralmente varia de grau na mesma pessoa. Essa massagem estimula a reabsorção do edema da celulite pelos canais linfáticos – finos vasos que levam os líquidos dos tecidos para as veias. Por auxiliar a circulação sanguínea, é um dos melhores tratamentos em longo prazo. Deve ser feita com frequência, no mínimo uma vez por semana. É importante lembrar que drenagem não é massagem relaxante. Nada contra a relaxante, muito pelo contrário, mas cada uma tem sua função. Digo isso porque muitas vezes o cliente acha a drenagem linfática chata e desestimulante e, na tentativa de torná-la mais prazerosa, o profissional mistura as duas técnicas, comprometendo a eficácia do tratamento.

Massagem redutora: dizem que elimina gordura e toxinas através de movimentos bruscos de massagem no local onde se deseja reduzir medidas. Na minha opinião, não traz benefício algum. Não há estudos comprovando sua eficácia, nem mesmo uma forma protocolada de como fazê-la. Usando o raciocínio fisiopatológico, não é possível entender como tal massagem poderia ter efeito redutor sobre o tecido borduroso. Após o procedimento, que normalmente é doloroso, ocorre inchaço local, que ao voltar ao normal dá a impressão de estar menor que antes. Não acredito na eficácia da massagem redutora e por isso a contraindico.

Endermologia: o nome correto é vacuoterapia. O aparelho faz a sucção da pele enquanto ela é comprimida entre dois rolos, provocando uma massagem vigorosa e estimulando a circulação sanguínea na tentativa de reestruturar o tecido. É um método tradicional, utilizado em todo o mundo. Só é contraindicado nos casos de flacidez intensa da pele e fragilidade capilar (muitos vasinhos nas pernas). Como manutenção, é uma boa opção.

Ultrassom: são ondas mecânicas que possuem frequência superior a 20.000 Hz. Nos tratamentos estéticos, é indicado para celulite, e, no pós-operatório de cirurgias plásticas, para reduzir o processo de formação de fibrose. Nesse caso, deve ser iniciado quanto antes, assim que o cirurgião liberar. O aparelho de 3 MHz é o mais comumente utilizado e atinge a camada de células gordurosas sem atravessar a camada muscular ou afetar os órgãos vitais. A aplicação de ultrassom não deve ultrapassar vinte minutos no corpo todo. Se forem trabalhadas duas áreas, devem ser feitos dez minutos em cada. Gosto de seu uso para tratar celulites edematosas, sempre em associação a outras técnicas – sozinho, o resultado é pobre.

Carboxiterapia: consiste na injeção de gás carbônico medicinal diretamente no tecido gorduroso. O gás serve de gatilho para melhorar a oxigenação local e o processo inflamatório. Por não ter relatos de efeitos colaterais, é considerado um método muito seguro, desde que aplicado por um médico habilitado. A grande queixa é a dor local que provoca, mas que cessa logo após a aplicação. Aquecer o gás ou até mesmo a pele pode ajudar a diminuir o desconforto. Pode ser feita em qualquer época do ano, inclusive em peles bronzeadas. Infelizmente, ainda não é um tratamento reconhecido pelas entidades médicas.

Radiofrequência: vem sendo muito estudada para o tratamento da celulite, tanto que é o carro-chefe de vários aparelhos de última geração. Atua pelo aquecimento da pele, que deve se manter em torno de quarenta graus a fim de gerar agressão térmica suficiente para induzir a remodelação do colágeno existente, a síntese de colágeno novo e a compactação do tecido gorduroso, por isso também é usada no tratamento de gordura localizada. Pode causar queimaduras, portanto a temperatura deve ser cuidadosamente verificada durante a aplicação, e o tratamento, realizado por profissionais experientes. É indolor e não há efeitos colaterais significativos. O tratamento não pode ser feito quando há próteses na região ou quando a pele está inflamada ou infeccionada. Alguns modelos de aparelhos apresentam contraindicação no caso de usuário com marca-passo cardíaco. Não deve ser aplicada em áreas com pinos cirúrgicos ou no abdome de usuárias de DIU (método contraceptivo de metal inserido dentro do útero). Permitida em todos os tipos de pele, inclusive nas bronzeadas.

Tecnologias associadas: alguns aparelhos propõem a melhora da celulite e da firmeza da pele através da associação de tecnologias. Tem-se vacuoterapia + radiofrequência + infravermelho, vacuoterapia + radiofrequência etc. Apesar do alto custo, os tratamentos são seguros, e os resultados, animadores. Pode-se fazer em qualquer época do ano, mesmo em peles bronzeadas. Cuidado somente com áreas de fragilidade capilar, com muitos vasinhos aparentes. São necessárias várias sessões para completar o tratamento, e os resultados podem ser percebidos normalmente a partir da quarta sessão. Mas como saber se os aparelhos são realmente seguros e idôneos? Procure as seguintes informações: liberação do FDA para uso estético; procedência do aparelho (país de origem); site do aparelho ou do fabricante, com informações científicas que comprovem os resultados. Esse tipo de informação dá respaldo ao tratamento e segurança aos usuários.

Subcisão: único tratamento para celulite com retração da pele causada por fibrose. Consiste em um procedimento cirúrgico em que uma agulha é introduzida na região da retração, com o objetivo de romper as estruturas fibrosas de gordura.

Esse procedimento interrompe a tração dessas estruturas sob a pele, liberando-a e favorecendo a normalização da superfície cutânea. Além disso, como a agulha também atinge vasos sanguíneos, o hematoma, que é intencional, dá origem a um novo tecido, auxiliando no preenchimento da retração. O pós-operatório é longo – cerca de trinta dias – e exige cuidados especiais, como o uso de cinta compressiva, além de acompanhamento médico. O hematoma costuma desaparecer sem problemas, mas em alguns casos pode deixar uma mancha castanha no local, que deve ser tratada para que não se pigmente em definitivo.

⁇ E os cremes anticelulite, funcionam?

Funcionam, mas não fazem milagre. Não reduzem medidas nem valem por uma lipoaspiração. Mas, na minha opinião, esse tipo de creme é uma boa opção para tratar a celulite grau I ou II e pode ser de grande auxílio quando usado em conjunto com procedimentos estéticos em casos mais avançados do problema. Como já mencionado, a celulite deve ser trabalhada em diversas frentes, e o creme é uma delas. A diferença é visível principalmente na qualidade da pele: há melhora na textura, hidratação e relevo, ou seja, ameniza-se o aspecto de casca de laranja.

Antigamente, os cremes para celulite causavam irritação e dermatites. Hoje, as opções de substâncias estão cada vez melhores e mais seguras. A nova geração de cremes anticelulite tenta otimizar o processo de penetração do ativo na pele por meio da nanotecnologia (micropartículas), para que exerça sua função no local necessário. Existem também opções que, por meio de polímeros refletores de luz, permitem a melhora do relevo cutâneo. Esse efeito é somente externo, mas funciona. Por fim, mas não menos importante, a textura dos produtos está cada vez mais agradável – eles são rapidamente absorvidos e não deixam o corpo "melado". Isso é fundamental para que você não desista de usá-los.

Como usar cremes anticelulite?

Duas vezes por semana, passe um esfoliante nas áreas afetadas para remover as células mortas e facilitar a penetração do creme. Aplique o produto diariamente após o banho, fazendo movimentos circulares e suaves, como se fosse uma massagem. Tente fazer movimentos ascendentes (de baixo para cima), de forma a imitar a drenagem linfática.

Nos glúteos, espalhe o creme com movimentos circulares, sempre no mesmo sentido e com um pouco mais de pressão.

Flacidez

Causas

A flacidez tem causas essencialmente genéticas, mas hábitos como tabagismo, exposição solar intensa e sedentarismo podem piorar o processo, que se caracteriza pela perda de tônus cutâneo e sensação de afinamento da pele.

Outros fatores, como gravidez, cirurgias, ganho ou perda de peso em pouco tempo (efeito sanfona) e o próprio envelhecimento – que geralmente começa após os 30 anos, com redução na produção de fibras de colágeno pelo organismo –, também são responsáveis por aumentar a flacidez. Além de ocorrer a perda de sustentação da pele, há comprometimento do estado nutricional do indivíduo, o que também contribui para agravar o quadro.

A flacidez afeta principalmente as mulheres e piora após a menopausa, quando há uma diminuição mais acentuada na produção de colágeno.

> **Vale lembrar:** flacidez de pele é diferente de flacidez muscular. A muscular é profunda e surge principalmente pela falta de atividade física e pelo envelhecimento, que levam à perda muscular e à redução do tônus. Apresenta grande melhora com a prática regular de exercícios físicos localizados e musculação.
>
> Já a flacidez cutânea caracteriza-se pelo aspecto frouxo da pele, que ocorre pela perda progressiva das fibras de colágeno do tecido conjuntivo e pela desorganização dos demais componentes da derme. Os dois tipos de flacidez podem ocorrer simultaneamente ou não.

Tratamentos

Quando o objetivo é deixar a pele mais firme de um jeito rápido e eficiente, os tratamentos estéticos podem trazer benefícios.

Na minha opinião, o melhor resultado vem com a associação de técnicas, que devem ser aplicadas de maneira regular, pois o estímulo contínuo é o grande segredo para retardar a flacidez.

Embora tenham nomes e procedências diversas, as tecnologias agem de modo parecido: estimulam em maior ou menor grau a produção de colágeno, fibras de sustentação do tecido cutâneo. Como já mencionado, a evolução da flacidez depende de vários fatores, incluindo hábitos de vida. Por isso, antes de iniciar o tratamento, é importante fazer uma avaliação médica para optar pelo conjunto de técnicas que mais tragam resultados no seu caso.

Radiofrequência: é uma ótima opção para amenizar a flacidez corporal, a longo prazo o resultado é bem satisfatório. Mas é importante lembrar que, como todo tratamento que estimula a pele para a formação de colágeno, a resposta é individual, e alguns pacientes podem apresentar resultados abaixo da expectativa. Não requer cuidados especiais e permite ao paciente manter sua rotina.

Infravermelho: a radiação infravermelha emitida pelo aparelho penetra na pele e aquece a água presente na derme, onde estão as fibras de colágeno e os fibroblastos (células responsáveis por sua produção). O aumento da temperatura induz uma agressão, que leva à reorganização do colágeno, além do estímulo à produção de novas fibras, fundamentais para melhorar a firmeza da pele. Normalmente são indicadas de três a quatro sessões, e a melhora é gradativa. É importante frisar que, durante o procedimento, a superfície da pele (a epiderme) deve ser mantida resfriada como medida de segurança, para evitar queimaduras e garantir um tratamento indolor. Assim como na radiofrequência, não são necessárias mudanças na rotina do paciente. O tratamento pode ser feito em qualquer época do ano e tipo de pele. É muito usado para flacidez no interior das coxas e no abdome pós-gestacional.

?? Esclarecendo mitos

Colágeno em cápsula, em pó ou em qualquer outra forma de administração não vai penetrar no seu organismo e ir direto para a pele, melhorando a flacidez – infelizmente, não é assim que funciona. O colágeno nada mais é que uma proteína, molécula grande que, quando ingerida, é quebrada no estômago e se transforma em aminoácidos, que são a menor parte da proteína e que o organismo é capaz de absorver. Portanto, ingerir colágeno significa ingerir aminoácidos, que seu organismo, ao absorver, não sabe se veio de cápsulas ou de carne, por exemplo. O importante para a pele é não faltar proteína para compor os tecidos. Dessa maneira, não há mal em consumir colágeno em pó ou em cápsulas, mas sua ingestão não pode ser encarada como a solução para a flacidez da pele. Mais importante é manter uma dieta rica em proteínas, que são a matéria-prima para a formação da musculatura e de colágeno, contribuindo assim para o combate à flacidez muscular e tecidual.

Corrida ou qualquer outro exercício físico de alto impacto não causa nem piora a flacidez da pele. Alguns trabalhos científicos fizeram essa correlação, mas nada foi comprovado. O que pode gerar confusão é que muitos esportistas apresentam envelhecimento acelerado, pela grande quantidade de radicais livres que a atividade física intensa gera. Além disso, maratonistas principalmente têm uma aparência emagrecida, causada pelo exíguo percentual de gordura corporal, o que leva a uma face esquálida, com formação de sulcos, que podem ser confundidos com flacidez.

Depilação com cera não causa flacidez. Essa dúvida ocorre pelo movimento brusco causado pelo puxão na hora de arrancar os pelos, que danificaria as fibras de colágeno e elastina que dão sustentação à pele. Não há nenhum estudo científico que comprove essa afirmação, nem o contrário. Mas, se observarmos a frequência com que a depilação é feita, podemos dizer que esse trauma ocorre em média uma vez por mês, talvez até um pouco menos, o que não seria suficiente para lesionar as fibras da pele a ponto de causar flacidez do tecido.

Estrias

As estrias são lesões lineares, com disposição paralela ou em rede, que podem ter tamanho e espessura diversos, chegando a vários centímetros de extensão. A pele na área da estria tem consistência frouxa, enrugada e mais fina, que chamamos de atrófica, adquirindo esse aspecto pelo rompimento das fibras de sustentação da derme. Inicialmente as lesões são avermelhadas e inflamatórias, pelo rompimento recente do tecido. Com o tempo, evoluem para uma tonalidade esbranquiçada, constituída de colágeno cicatricial.

Causas

As estrias são muito frequentes na pré-adolescência e adolescência, por causa do crescimento acelerado nessa fase da vida. Também são comuns na gravidez e em casos de rápido ganho de peso – nessas ocorrências, apresentam disposição radial em torno do umbigo. De maneira geral, acometem principalmente coxas, nádegas, abdome e joelhos, em ambos os sexos.

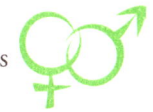

Outra causa frequente de estrias é o uso prolongado de corticosteroides. Até mesmo pomadas que contenham corticoides potentes podem provocar o problema, quando aplicadas em áreas de pele fina.

Entre o público masculino, a fase do "estirão" (crescimento rápido que ocorre na puberdade) pode causar estrias horizontais nas costas. Também são frequentes nos braços e axilas, principalmente entre os adeptos da musculação.

Entre as mulheres, 99% apresentam algum grau de estria. Em pessoas de pele morena, as estrias podem ser mais escuras, de tom castanho.

É possível evitar as estrias?

A ocorrência de estrias depende de predisposição genética, por isso elas podem surgir até mesmo em situações de pouca distensão da pele. E é a predisposição genética que justifica o fato de algumas mulheres grávidas não desenvolverem estrias mesmo quando a distensão da pele do abdome é muito grande. Assim, não dá para prever quando elas vão aparecer. De qualquer forma, evitar grandes variações de peso, tomar bastante água e usar cremes hidratantes pode ajudar a impedir o aparecimento do problema.

Tratamentos

As estrias são lesões de difícil reversão, porque são tecidos de reparação, como cicatrizes. Ainda não existe nenhum tratamento que as elimine totalmente. Mas, se tratadas na fase inicial, enquanto ainda estão avermelhadas, ficam praticamente imperceptíveis. A melhora geral vai depender da quantidade de estrias, da largura e da profundidade. O tratamento visa estimular a formação de novo colágeno nas lesões, melhorando assim o aspecto da pele.

Laser: a combinação de métodos é o ideal, mas o laser sempre deve estar presente, pois, das opções de tratamento, é a que traz melhores resultados. Com o uso do laser de gás carbônico fracionado e do erbium fracionado, o tratamento para estrias tomou um novo rumo. O laser perfura a pele da estria e induz a formação de novo tecido, sadio. Progressivamente há diminuição da largura, do comprimento e da profundidade das lesões. A recuperação não exige repouso, apenas cuidados locais. Atualmente, podemos dizer que, com os tratamentos fracionados, a melhora das estrias é significativa, e o resultado, compensador. O tratamento deve ser feito nos meses frios, e é muito importante evitar expor a área tratada aos raios solares até a completa regeneração da pele, para evitar manchas. São necessárias diversas sessões, mas o número exato varia de acordo com a resposta de cada organismo.

?? E os cremes para estrias, funcionam?

Depende do tipo de estria e há quanto tempo ela surgiu. Lesões antigas podem ficar mais discretas com o uso prolongado de cremes à base de ácidos, que induzem a formação de colágeno, por isso melhoram o aspecto enrugado da superfície e a coloração das lesões. Se o custo do tratamento estético for um fator limitante, o uso de cremes a longo prazo pode fazer diferença. É importante evitar tomar sol na área tratada durante o período de uso do produto, sob o risco de manchas.

Nas estrias inflamatórias, avermelhadas, a hidratação intensa da pele faz toda a diferença. Componentes ricos em ácidos graxos essenciais (ômega 3 e ômega 6) e cicatrizantes são fundamentais para a regeneração do tecido. O uso deve ser diário. Não há contraindicação para uso em gestantes, e tais produtos são melhores hidratantes que os óleos puros, tão popularmente indicados, como óleo de amêndoas ou de semente de uvas.

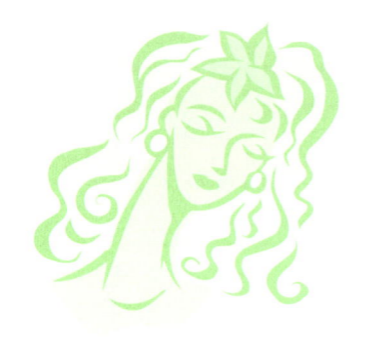

6
CABELOS

Os cabelos têm um papel importante em nosso cotidiano, pois interferem na sexualidade, segurança e autoestima do indivíduo. Por isso, quando se trata de beleza, não é possível deixá-los de lado.

A mulher brasileira é a segunda que mais investe em produtos capilares, perdendo apenas para as americanas. E, de acordo com uma pesquisa do Ibope de agosto de 2011, as brasileiras disponibilizam em média 35 minutos de sua rotina diária só para cuidar dos cabelos.

Mas vamos ao que interessa: como manter os cabelos radiantes?

A estrutura do cabelo e a quantidade de fios são determinadas geneticamente, por isso pouco temos a fazer. Mas ter cabelos bonitos e saudáveis depende de cuidados diários, que servem para manter a qualidade dos fios e protegê-los de agressões como sol, clima seco, tinturas, alisamentos e secadores.

Entendendo o fio de cabelo

Os fios são formados a partir da raiz, única parte viva do cabelo, responsável pela nutrição e pelo crescimento. Cada fio é constituído essencialmente de 80% de proteína e 15% de água. Por isso, a saúde dos cabelos passa obrigatoriamente pela ingestão adequada de proteína (carne, ovos, leite) e sofre alterações de acordo com a umidade relativa do ar – em épocas de clima seco, a necessidade de hidratação capilar aumenta.

Na raiz, há uma glândula responsável pela produção de gordura, mais especificamente ácidos graxos e triglicerídeos. Essa gordura tem função lubrificante e protetora, evitando a desidratação da haste, e é uma das responsáveis pelo brilho dos fios, mas em excesso causa desconforto e sensação de sujeira.

O fio de cabelo é uma haste formada por três camadas circulares. A mais externa, a cutícula, é bem fina, e sua função é proteger o fio de agressões como uso frequente de secadores e pranchas de alisamento (chapinhas), exposição excessiva ao sol, piscina, água do mar e poluição. Quando saudável, confere brilho e maciez ao fio; caso contrário, expõe as camadas mais internas, que, se lesadas, podem levar ao rompimento do cabelo. É a camada mais importante para os cuidados do dia a dia.

A segunda camada é o córtex, onde está o pigmento responsável pela cor do cabelo. É ele que sofre com os alisamentos ou ondulações, definitivos ou transitórios, porque esses procedimentos alteram sua estrutura química.

A terceira camada é a medula, a parte central do fio, e pode ou não estar presente, dependendo do tipo de cabelo.

Crescimento do cabelo

Cada fio tem um ciclo de vida independente – o crescimento de um fio não interfere no do outro –, com tempo de crescimento ou queda determinado geneticamente.

O crescimento dos cabelos não é contínuo como o das unhas; ele intercala períodos de crescimento e queda. Na fase de crescimento, o cabelo absorve os nutrientes que circulam no sangue, tornando-se saudável e forte. Em um adulto, cerca de 80% dos fios de cabelo estão nessa fase, na qual eles podem ficar durante anos.

O fio cresce normalmente uma média de 0,34 milímetro por dia, o que significa pouco mais que um centímetro ao mês. Mas, dependendo de fatores nutricionais e genéticos, podemos estabelecer uma média populacional de crescimento mensal de seis milímetros a 1,2 centímetro. A boa notícia é que é possível interferir nessa velocidade, aumentando o aporte nutricional com uma alimentação adequada e suplementos.

A fase de queda dos cabelos, que é normal, abrange aproximadamente 20% dos fios. Por causa desse ciclo é que temos sempre uma quantidade de cabelos que caem, e daí vem a informação já um tanto divulgada: em média, uma queda de até cem fios por dia é considerada normal. Mas devemos considerar que essa quantidade é individual e depende diretamente do número de fios que a pessoa tem (densidade capilar) e da duração deles na fase de crescimento.

Exemplificando: um indivíduo com cem mil fios de cabelo e fase de crescimento de três anos leva esse período para trocar todo seu cabelo. Assim, terá uma média de troca de cem fios ao dia. Mas, se outra pessoa com cem mil fios tem fase de crescimento de seis anos, ela perderá uma média diária de cinquenta fios. Portanto, não se preocupe em contar os fios que caem para ver se somam cem. O importante é identificar se, para o seu padrão de normalidade, a queda está acima do esperado.

Produtos para limpeza e embelezamento dos cabelos

Xampu

O xampu é composto por substâncias químicas com função essencialmente de limpeza, ou seja, de remoção do excesso de gordura produzido pelo couro cabeludo e de outras sujeiras provenientes do ambiente. Esses agentes atuam apenas na camada mais externa da haste capilar. Por isso, xampus que prometem alisamento ou manutenção dos cachos não são capazes de ação intensa – eles teriam que chegar até o córtex (segunda camada do fio) para atuar nesse sentido. Ademais, as substâncias responsáveis por essas ações secundárias do xampu muitas vezes deixam resíduos nos fios, e o cabelo pode ficar com aspecto "pesado", além de aumentar o custo do produto.

A diferença entre os xampus para cabelos oleosos e para cabelos secos está principalmente na quantidade de agentes limpadores e emolientes – os produtos indicados para cabelos secos possuem concentração menor de limpadores e maior de emolientes, removendo a sujeira sem retirar toda a lubrificação dos fios.

Xampus de limpeza profunda não devem ser usados diariamente, pois podem ressecar os fios. Esse tipo de produto tem maior poder de limpeza porque contém ativos capazes de se ligar aos resíduos deixados por outros cosméticos, como xampus, condicionadores ou leave-ins, e removê-los. O xampu de limpeza profunda, ou antirresíduos, deve ser usado no máximo uma vez por semana.

Como escolher: o ideal é optar por produtos compatíveis com seu tipo de cabelo, ou seja, oleoso ou seco. Dê preferência aos de descrição "neutro", que têm o mesmo pH do cabelo e por isso mantêm intacta a estrutura dos fios, agredindo menos.

Se você gosta de usar xampus infantis como forma de expor os cabelos a um produto menos agressivo, saiba que esse raciocínio não é correto. Xampus infantis são mais alcalinos, opção compatível com o cabelo das crianças, mas que no cabelo adulto favorece o ressecamento.

A descrição "sem sal" não deve ser um fator de relevância para a escolha do produto. O sal é usado para espessar o xampu e é completamente eliminado com a lavagem. Sua concentração habitual é de 1% e, segundo um estudo da Unifesp, até uma concentração de 7% o sal não causa prejuízo aos cabelos nos quesitos brilho, maciez, volume e facilidade de pentear. Além disso, xampus sem sal costumam ser mais caros.

Procure no rótulo: cocoil glutamato e decil glucosídeo são surfactantes suaves, indicados para cabelos ressecados e couro cabeludo sensível. Lauril sulfato de sódio, lauril sulfato de amônia (menos adstringente), tiolisina e extratos vegetais como jaborandi e calêndula são ideais para cabelos oleosos. Ácido salicílico e agentes antifúngicos (ciclopirox olamina, cetoconazol etc.) são indicados para o combate à caspa e à coceira.

Condicionador

Sua função é promover a emoliência dos fios, que se traduz numa sensação de maciez e facilidade para pentear. Também atua apenas na camada mais externa do cabelo e tem a função de selar a cutícula, ou seja, fechar as escamas do cabelo. Quando a cutícula não está íntegra, o fio se desidrata, perde a maleabilidade e embaraça fácil.

Os princípios hidratantes e emolientes do condicionador aderem aos fios, por isso ele deve ser aplicado apenas no comprimento dos cabelos, mantendo uma distância mínima de dois centímetros da raiz. Coloque uma pequena porção de produto na palma da mão e aplique. Na prática, simule segurar os cabelos como se fosse fazer um rabo de cavalo – é daí para as pontas que se deve aplicar o condicionador. Massageie e aguarde dois minutos para depois enxaguar, pois isso facilita a ação emoliente.

Como escolher: principalmente no caso de cabelos abaixo dos ombros, o distanciamento das pontas em relação à raiz leva à perda da oleosidade. Por isso, sugiro condicionadores específicos para cabelos secos, desvitalizados ou qualquer outra denominação que remeta a maior hidratação. Esse tipo de produto contém concentração mais alta de substâncias hidratantes, o que aumenta a chance de um bom resultado. Cabelos cacheados, mais secos por natureza, requerem especial cuidado na escolha do condicionador.

Em relação ao tipo de aplicação – produtos tradicionais, com enxágue, ou leave-in, que pode permanecer nos fios –, ambos têm bom resultado e devem ser escolhidos de acordo com preferência e rotina pessoal. O importante é seguir o rótulo: os tradicionais devem realmente ser enxaguados! A cultura de não retirar todo o condicionador dos cabelos, sob o pretexto de que vai proteger os fios, é equivocada. No máximo vai deixar os cabelos "pesados", sem balanço, e dificultar a penetração de um agente hidratante do tipo leave-in, que pode ser aplicado depois, para otimizar a hidratação.

Procure no rótulo: pidolato de sódio e sorbitol são muito comuns e têm funções condicionantes. Ceramidas e silicones (dimeticone, ciclometicone) formam um filme protetor nos cabelos e conferem brilho e maciez aos fios. Pantenol (vitamina B5), aloe vera e lanolina são potentes hidratantes. Também são boas opções fórmulas que contenham óleos vegetais, como o de amêndoas, e proteínas do leite.

Creme para pentear

Sua função, assim como a do condicionador, é fechar as cutículas e com isso manter a hidratação e a integridade dos fios. Mas a apresentação em creme garante maior capacidade hidratante, e o fato de ser sem enxágue facilita a modelagem. O creme para pentear ainda diminui o volume dos cabelos e deve ser aplicado sem excesso nos fios úmidos. Em caso de exposição prolongada ao sol ou de descoloração frequente do cabelo, também é indicado.

Como escolher: o creme para pentear é indicado para fios muito ressecados, por isso escolha aqueles para cabelos crespos e cacheados.

Procure no rótulo: silicones (como dimeticone, ciclometicone, feniltrimeticone e alquilmetilsiloxano). Ceramidas, glicerol e óleos nutritivos, como de oliva ou de argan, garantem a nutrição da haste.

Óleo para pontas

A aplicação de óleo nas pontas é muito bem-vinda para qualquer tipo de cabelo. O produto deve ser usado sempre em pequena quantidade e nos cabelos secos e limpos. Seu componente principal é o silicone, que dá leveza e maleabilidade aos fios. Pode ser usado sobre outros produtos.

Termoativados

Produtos termoativados são compostos por substâncias cuja ação é potencializada depois de aquecidas. Formam uma película sobre os fios e por isso aumentam a resistência aos possíveis danos causados pelo aumento da temperatura, seja pelo uso do secador ou da chapinha. Podem ser usados em qualquer tipo de cabelo, oleoso, sensível, ressecado, sempre antes da exposição ao "agente agressor". Indispensável para as usuárias frequentes desses aparelhos.

Como usar: em cabelos longos, abaixo dos ombros, aplique a quantidade equivalente a uma azeitona grande no comprimento dos fios úmidos antes de usar o secador ou a chapinha. Em cabelos mais curtos, aplique uma quantidade menor, sem exageros.

Hidratação profunda e queratinização

A hidratação pode ser conseguida de diversas maneiras, igualmente eficientes: com ingredientes que se incorporam à estrutura do fio, com substâncias que atraem água e a mantêm no cabelo ou ainda com ingredientes que agem apenas na superfície, formando uma película protetora nos fios (os cabeleireiros chamam esse processo de impermeabilização).

A queratinização visa ao recondicionamento da cutícula, que é composta de queratina e pode ser arrumada, mas não refeita. Por isso, os tratamentos de hidratação e/ou queratinização precisam ser feitos com periodicidade.

Como escolher: como a concentração de ativos é alta e normalmente é preciso seguir uma sequência certa de aplicação dos produtos, recorra a essa opção somente no salão de beleza, sob a orientação de um profissional qualificado.

Cuidados

Veja agora algumas dicas e atitudes que podem auxiliar nos cuidados rotineiros com os cabelos:

- **Mantenha os cabelos sempre limpos.** Além de deixar uma aparência desagradável, o excesso de oleosidade favorece o surgimento de algumas doenças associadas a fungos.

- **Não prenda os cabelos molhados.** Isso dificulta a secagem dos fios, contribuindo para o aparecimento de caspa e fungos. Além disso, a tração para prendê-los pode fazer com que sejam arrancados. Se o objetivo de prender é reduzir o volume até que seque, manter os cabelos hidratados terá um resultado muito mais eficiente e duradouro.
- **Use a escova certa na hora certa.** Ela também pode danificar os fios, por puxá-los de maneira exagerada, podendo rompê-los. A escova só deve ser usada nos cabelos secos, e nunca para desembaraçá-los. Para isso, o ideal é usar pente de madeira ou de material antiestático, com dentes largos e espaçados. Deixe a escova para modelar os fios. Para uso domiciliar, prefira as de cerdas naturais e macias.
- **Reduza o estresse.** O estresse vem sendo apontado por vários estudos como fator determinante para a queda

de cabelo, ou para a piora da queda, em pacientes com essa queixa. Para isso, conte com a atividade física – ela melhora a qualidade de vida e produz hormônios que ajudam a reduzir o estresse.

- **Evite bebidas alcoólicas e cigarro.** A ingestão frequente e exagerada de álcool leva a um estado de deficiência nutricional, e, como os cabelos não são essenciais à sobrevivência do nosso organismo, são uma das primeiras partes do corpo que sentem essa carência, chegando até a cair. Cuidado também com o tabagismo. Já está provado cientificamente que o fumo facilita a queda capilar. Além disso, o cigarro consome alguns nutrientes, como o zinco, importantes para a saúde e o crescimento dos fios.
- **Tenha uma dieta equilibrada.** O crescimento, o brilho e a maleabilidade dos cabelos estão diretamente relacionados a uma alimentação equilibrada, rica em proteínas e vitaminas. Portanto, cuidado com dietas milagrosas, orientadas apenas por livros ou revistas. Um profissional

pode adequar suas necessidades de emagrecimento a uma alimentação saudável.

Limpeza correta dos fios

Se manter os cabelos limpos é a primeira boa atitude que você pode tomar em relação a seus fios, aqui vai a pergunta: Você sabe lavar corretamente seus cabelos?

O primeiro passo para uma boa lavagem é molhar bem toda a cabeça. Vale diluir o xampu antes de passá-lo nos cabelos – isso não altera a qualidade da limpeza.

> **Mas atenção:** não adicione água ao frasco do xampu, dilua somente a quantidade a ser utilizada quando for lavar a cabeça.

Na sequência, esfregue o produto por todo o couro cabeludo com movimentos leves e circulares. Existe o mito de que esfregar a cabeça com vigor aumenta a circulação sanguínea, o que seria benéfico ao couro cabeludo, mas isso não é verdade. Para distribuir o xampu, use a ponta dos dedos, nunca as unhas – o objetivo é lavar o couro, não esfoliá-lo. Usar as unhas só leva à sensibilização e aumenta as chances de irritação.

Não se preocupe com a quantidade de espuma – a capacidade de limpeza do produto não está relacionada à capacidade de espumar. A quantidade de espuma do xampu depende de quantos ingredientes à base de sódio ele contém: quanto mais sal, mais espuma.

O número de lavagens vai depender do nível de sujeira dos fios, o que pode ser notado com a manipulação dos cabelos ao fim da primeira lavagem. Na grande maioria das vezes, principalmente nos cabelos mais oleosos, são necessárias duas lavagens para limpar bem os cabelos.

Especialmente no caso de fios muito longos, é preciso ter cuidado para não deixar resíduos de produto ao longo do comprimento. Vale lembrar que o enxágue adequado é tão importante quanto a lavagem. Resíduos de cosméticos deixam os fios elétricos, sem movimento e ressecados, mesmo com o uso do condicionador.

O tempo de duração do banho, pelo menos de água corrente na cabeça, deve ser em média de três minutos, com temperatura levemente morna. Nesse sentido, lavar os cabelos no salão de beleza é mais saudável, porque durante o banho dificilmente conseguimos manter a temperatura ideal e a água na cabeça por pouco tempo.

Dica: para aumentar o brilho, diminuir a eletricidade estática dos fios e finalizar a limpeza, aplique em todo o cabelo, já limpo e ainda molhado, a mistura de meio copo de vinagre com um litro de água em temperatura ambiente. Esse banho de vinagre é muito prático, pois pode ser feito em qualquer lugar e não toma muito tempo. A mistura também é válida para amenizar o tom esverdeado dos cabelos claros após exposição à água de piscina.

Cuidados na praia e na piscina

Por falar nisso, você sabe por que cabelos loiros ficam com mechas esverdeadas após banhos de piscina? O grande culpado não é o cloro, mas o sulfato de cobre, muito usado para eliminar algas e evitar que a piscina fique verde. Ele adere aos fios, alterando sua tonalidade – efeito visível somente nos cabelos claros. Para retirá-lo, além do vinagre, são indicados também os xampus antirresíduos.

Na água, seja na praia ou na piscina, os cuidados com os cabelos devem ser redobrados. Antes de sair de casa, aplique em toda a extensão dos fios um produto sem enxágue com filtro solar quaternizado. Esse termo atesta que o produto adere melhor aos cabelos. Se for mergulhar, além do filtro, é importante utilizar um fluido de silicone (nessas situações, os produtos em spray são mais práticos), que forma uma película protetora sobre os fios, dificultando a fixação do cobre e protegendo a cutícula. O cobre altera a coloração dos cabelos tingidos, que ficam com aspecto desbotado.

Um acessório protetor, como chapéu ou boné, é necessário durante a exposição ao sol, e melhor ainda se o tecido contiver filtro solar (veja mais sobre tecidos com filtro solar nas páginas 89-90). Se você mora num local onde essa opção ainda não está disponível, saiba que roupas e acessórios com proteção solar podem ser adquiridos pela internet.

Depois do banho de mar ou de piscina, procure sempre lavar os cabelos com água doce. Se não houver uma ducha por perto, um frasco com água da torneira já ajuda a eliminar os resíduos do mergulho. E nunca se esqueça da hidratação – vale usar condicionador, máscara, silicone ou creme sem enxágue.

Hidratação

Como já mencionado, a grande responsável pela hidratação do cabelo é a camada mais externa do fio. Quando submetida a danos químicos ou ambientais, ela perde sua estrutura natural, que tem a forma de escamas sobrepostas, e se torna frouxa, o que facilita a exposição da camada média e a perda de água para o ambiente. Com as escamas abertas, a cutícula deixa de refletir luz, o que faz com que o cabelo perca o brilho. Então o fio adquire um aspecto opaco e, pela redução da quantidade de água, quebradiço. Mesmo os fios mais grossos possuem a cutícula fina, portanto são suscetíveis a danos causados pelas agressões externas.

Para manter a hidratação dos cabelos, a palavra-chave é rotina. Ainda que seja feita em casa, a hidratação deve ter frequência semanal, principalmente em cabelos longos e descoloridos. Procure produtos com ativos como glicerina, pró-vitamina B5, proteínas hidrolisadas, vitamina E e silicones.

Outro detalhe importante: os fios devem ser lavados antes da hidratação e, nesse caso, melhor se for com água fria e xampu antirresíduos. Depois da lavagem, separe o cabelo úmido em mechas e aplique em cada uma delas uma pequena quantidade do produto para hidratação, massageando do comprimento até as pontas, para espalhar de maneira homogênea. Mantenha no mínimo dois centímetros de distância da raiz, como no caso do condicionador. Deixe o produto agir, segundo as orientações e o tempo determinados pelo fabricante. Não adianta aumentar o tempo de permanência do produto, pois o sugerido pelo fabricante é suficiente para que os ativos atuem com a máxima eficácia. Geralmente as ampolas de hidratação instantânea devem permanecer nos cabelos em torno de cinco minutos, e as tradicionais, de vinte a trinta minutos.

A hidratação não requer necessariamente o uso de touca térmica. Os produtos industrializados são dotados de tecnologias que facilitam a penetração dos ingredientes sem a necessidade de aquecimento. O ideal é seguir as orientações de uso informadas no rótulo.

Cremes de hidratação caseiros

Outra opção digna de nota são as receitas caseiras de hidratação. Como não têm conservantes ou tecnologias que aumentem a penetração, o ideal é aplicá-las logo após o preparo, para que a fruta (presente na maioria delas) ainda esteja fresca e com todas as propriedades ativas. A temperatura da mistura caseira deve ser ambiente – não aqueça, para não alterar a qualidade das vitaminas.

Não esqueça que as receitas caseiras não podem substituir totalmente os produtos industrializados, os quais são desenvolvidos após diversos estudos e pesquisas em laboratório e contêm tecnologias que muitas vezes facilitam a ação dos ingredientes, além de possuir uma concentração balanceada de agentes hidratantes e emolientes. As receitas caseiras são uma boa opção porque são baratas, seguras, apresentam risco mínimo de causar alergias, melhoram a curto prazo o aspecto de hidratação capilar, não apresentam contraindicação e podem ser feitas com frequência. Um cuidado importante é evitar exposição solar caso haja na receita alguma fruta cítrica (limão, laranja, abacaxi etc.).

Seguem duas opções de cremes para hidratação caseira:

- Bata meio abacate com duas colheres (sopa) de mel e uma ampola de vitamina E. Aplique nos cabelos úmidos e deixe agir por vinte minutos com touca plástica. Em seguida, lave os cabelos.
- Bata meio mamão papaia, duas colheres (sopa) de azeite e duas colheres (sopa) de aveia em flocos bem finos, até virar um creme. Aplique nos cabelos úmidos e deixe agir por vinte minutos. Pode ser usada touca térmica. Em seguida, lave os cabelos.

Cabelos que mais precisam de hidratação

Cabelos com química: há vários tipos de química, com diversos graus de agressão à haste capilar. Quando se leva em conta a coloração, os fios descoloridos são os mais lesados. Na sequência, vêm aqueles com reflexos, depois com mechas e finalmente aqueles com tintura sem descoloração. Dentre os alisamentos, os definitivos são obviamente os mais agressivos. Eles danificam a estrutura do cabelo, alterando permanentemente as ligações de enxofre presentes na camada média do fio. Mesmo as opções mais atuais de escova definitiva são agressivas e, na minha opinião, devem ser evitadas. Os alisamentos transitórios são bem mais inócuos, mas ainda assim lesivos, e devem ser feitos respeitando-se o intervalo sugerido pelo fabricante.

Cabelos cacheados: quanto mais cacheado o cabelo, mais ressecado tende a ser. Isso ocorre porque o fio enrolado é muito mais comprido que um fio liso que aparentemente tem o mesmo tamanho, o que significa que há muito mais haste exposta às agressões externas e principalmente as pontas ficarão mais desidratadas. Além disso, pela conformação espiralada do fio, a lubrificação natural proveniente da raiz tem dificuldade de percorrer toda a extensão capilar e recobrir o cabelo por completo. Desprovido de proteção natural, o fio fica mais exposto aos desequilíbrios da cutícula.

Corte

Depois de lavar e hidratar, cortar os cabelos regularmente é o terceiro passo para mantê-los saudáveis.

O tempo médio de duração de um corte, com as pontas fechadas e o desenho definido, é de três meses. Cabelos de crescimento lento podem dar um intervalo mais longo se a intenção for aumentar o comprimento, porém será necessário um cuidado maior com as pontas, que passados três meses normalmente começam a abrir, evidenciando a aparência ressecada. Além disso, fios irregulares dão aspecto arrepiado aos cabelos e aumentam o volume.

Secador e prancha alisadora: o que devemos saber?

O uso do secador de cabelos e da prancha alisadora (chapinha) faz parte da rotina de muitas mulheres, por isso vamos esclarecer alguns pontos importantes na tentativa de amenizar os efeitos negativos desses aparelhos sobre os cabelos – afinal, efeitos positivos já sabemos que eles têm!

Secador

O ideal é escolher um aparelho que tenha pelo menos duas opções de temperatura: quente e frio. Principalmente quem tem cabelos finos deve tomar cuidado com o uso contínuo de altas temperaturas, sob o risco de queimar os fios.

Secadores profissionais têm maior potência e por isso proporcionam redução no tempo de secagem, diminuindo as chances de danificar os fios. Por outro lado, são pesados e consomem mais energia que os de uso doméstico, de menor potência.

Algumas tecnologias agregadas às linhas profissionais prometem secagem em menor tempo e resultado estético melhor, mas não têm função de proteção dos fios. Uma delas é a saída do ar de porcelana. Segundo os fabricantes, o material levaria à distribuição homogênea do jato de ar quente, facilitando o trabalho da usuária. Pode ser vantajoso, mas também é oneroso e talvez não necessário para quem faz uso frequente em casa.

Outro diferencial de alto custo é a cerâmica, localizada dentro do aparelho, no caminho de condução do ar quente. Ela permite melhor distribuição do calor e secagem mais rápida, além de reduzir o número de bactérias acumuladas no interior do aparelho, sendo mais higiênica. Mas, novamente, essas tecnologias devem ser avaliadas quanto à relação custo-benefício, diante do estilo de vida da usuária e da frequência de uso. Independentemente do modelo, é importante optar por marcas tradicionais, que respeitem as normas de segurança e ofereçam garantia.

Quais os benefícios do secador com íons?

Esse tipo de secador emite íons de carga negativa, que anulam as cargas positivas responsáveis pela desestruturação da cutícula, a camada mais externa do fio de cabelo. Ele age de maneira a fechar as "escamas" da cutícula, deixando o fio mais maleável e brilhante. Além disso, elimina a eletricidade estática e, com isso, o volume. A maior ou menor quantidade de íons emitidos pelo secador não interfere no resultado. Portanto, se for investir em tecnologia, dê preferência ao secador iônico, mas não se atenha à quantidade de íons emitidos.

Posso usar o secador todos os dias?

Não é o ideal, pois, por mais cuidado que se tenha, a alta temperatura danifica os fios em longo prazo. Se o uso diário for inevitável, é importante garantir a proteção dos cabelos antes de iniciar a secagem, e nesse caso os produtos termoativados são os mais indicados.

Que modelo de escova é ideal para fazer escova?

A espessura dos fios de cabelo é o fator determinante na escolha do modelo de escova. Fios grossos pedem uma escova de diâmetro grande e espaçamento entre as cerdas. Já fios finos são mais facilmente modelados com escovas de cerdas compactas. As de cerdas naturais são mais macias e ideais para uso diário e couros cabeludos sensíveis.

✓ **Escova térmica:** feita de metal ou cerâmica na porção central, onde se fixam as cerdas. Adequada para modelar os fios, porque distribui o calor do secador por toda a extensão da escova.

- ✔ **Escova com cerdas de dupla altura:** ideal para alisar, pois prende melhor os fios, principalmente em cabelos mais volumosos. Arriscada para cabelos finos.
- ✔ **Escova com íons:** quando aquecidas, suas cerdas liberam íons. Indicada para evitar o arrepiado e diminuir o volume.

Em todas elas, o cuidado com a higiene não deve ser esquecido. Como as escovas acumulam a oleosidade dos fios, devem ser lavadas com frequência com água e sabão. Deixe secar por completo antes de utilizar novamente. Os fios que se prendem nas cerdas devem ser removidos a cada uso.

Qual é a maneira correta de secar os fios?

Antes de iniciar a secagem, retire com a toalha o excesso de água dos cabelos. O ideal é que eles estejam apenas úmidos, para reduzir o tempo de uso do secador e, consequentemente, o contato dos fios com o ar quente. Quando for usar a temperatura mais alta, mantenha o aparelho em constante movimento, assim o calor do ar será distribuído, evitando o superaquecimento de uma única área.

> **!** É importante manter uma distância segura, de no mínimo quinze centímetros, entre a saída do ar e os fios. A maior aproximação só é permitida para modelar o cabelo, e por curto período de tempo.

Proteja o couro cabeludo – evite direcionar o ar quente do secador para ele. Além de queimá-lo, isso pode acentuar a oleosidade na raiz dos fios. Cuidado também com as orelhas, alvo fácil de queimaduras nos salões de beleza.

Prancha alisadora

E as pranchas de alisamento, as chamadas "chapinhas", podem ser usadas?

Devem ser evitadas. Elas aquecem os fios muito rapidamente e a altas temperaturas, o que torna inevitáveis os danos à cutícula e a desidratação do cabelo. Mas, se o uso for realmente necessário, opte pelo melhor produto, já que é um investimento em nome da saúde dos cabelos – prefira as chapinhas de cerâmica e use sempre um protetor termoativado.

Dica: deixe a chapinha somente para ocasiões especiais, e depois, na hora de lavar os cabelos, substitua o condicionador por uma máscara de tratamento – a concentração de nutrientes é maior e vai ajudar a recuperar os fios.

Por que as pranchas de cerâmica são melhores?

A placa de cerâmica fica sobre a lâmina que emite calor, protegendo os fios do contato direto com a fonte de temperatura. O calor chega por condução até a cerâmica, que o distribui e mantém uniforme a temperatura por toda a extensão do aparelho. Prefira a prancha larga se você tem cabelos volumosos, longos ou encaracolados. A prancha estreita serve para cabelos mais finos e curtos.

> ❗ Nunca use a prancha nos cabelos embaraçados; penteie-os antes.

Queixas frequentes em relação aos cabelos

Caspa

Também conhecida como dermatite seborreica ou simplesmente seborreia, é bastante comum

– calcula-se que 40% da população mundial sofre com o inconveniente ao menos uma vez por ano –, atingindo em maior grau indivíduos de 18 a 40 anos. Além do aumento da oleosidade na cabeça, a caspa também provoca descamação, coceira – principalmente se houver associação com fungos – e algumas vezes mau cheiro. Cerca de 72% dos indivíduos acometidos pela doença queixam-se de queda de cabelo, que deve ser tratada. Esses aspectos muitas vezes causam constrangimento e podem comprometer a autoestima da pessoa afetada, por isso o assunto merece atenção.

O couro cabeludo seborreico pode favorecer o aparecimento de infecções por fungos ou bactérias, as quais devem ser tratadas. Acredita-se que a principal causa do aparecimento da caspa seja genética, mas alguns fatores podem perpetuar a doença, sendo os piores o estresse, mudanças climáticas bruscas e alimentação pobre em nutrientes. Ao contrário do que muita gente acredita, a caspa não é contagiosa.

Não existe cura definitiva para o problema, mas o controle dos sintomas, com o uso de medicação, pode ser eficaz. Veja a seguir maneiras de controlar a ocorrência de caspa:

- **Mantenha os cabelos sempre limpos.** O acúmulo de sujeira e gordura só piora o quadro.
- **Não deixe resíduos de xampu ou condicionador nos fios.**
- **Podem ser usados xampus específicos para caspa,** geralmente à base de piritionato de zinco, sulfeto de selênio, alcatrão, entre outros, sempre sob orientação médica.
- **Evite banhos muito quentes,** que podem aumentar a produção de oleosidade pelas glândulas do couro cabeludo e desencadear o aparecimento do problema.

- ✓ **Evite o consumo exagerado de álcool,** que desequilibra a produção sebácea, podendo desencadear a seborreia.
- ✓ **Fique longe dos cigarros** – o fumo é um importante agente de piora da caspa.
- ✓ **Controle seu peso** – a obesidade pode agravar o quadro.
- ✓ **Cosméticos muito oleosos devem ser evitados,** não porque causem caspa, mas porque pioram o aspecto oleoso do cabelo.
- ✓ **Frutas e verduras são importantes** para manter o equilíbrio da produção de gordura pela pele e pelo couro cabeludo. Dietas agressivas, muito restritivas, geralmente pioram a seborreia.
- ✓ **Nos períodos de crise,** evite qualquer atitude que possa agredir o couro cabeludo, como tinturas, alisamentos, uso de secador etc.

Queda capilar

Outro problema de nível mundial que influencia diretamente na autoestima do indivíduo, seja ele homem ou mulher, é a queda de cabelo. O termo genérico "alopecia" significa ausência temporária ou definitiva dos cabelos ou dos pelos do corpo, em locais onde deveriam existir.

A alopecia androgenética é a forma mais comum e pode ocorrer tanto em homens quanto em mulheres, mas com características diversas em cada um deles. Nas mulheres, há diminuição e afinamento dos fios, com redução do volume total do cabelo. É muito comum a pessoa relatar que não percebe queda, mas nota a diminuição dos fios. Tem causa hormonal, e uma das opções mais eficazes de tratamento é com antiandrógenos tomados diariamente. A aplicação de soluções capilares também traz bons resultados, mas sozinhas elas são pouco eficazes. A associação de técnicas sob supervisão médica ainda é a melhor opção de tratamento.

Várias outras causas podem estar envolvidas na queda de cabelo, e vale ressaltar que a alopecia traumática vem sendo cada vez mais frequente. Ela ocorre pela tração excessiva da haste capilar, que acaba por se soltar do couro cabeludo. É muito comum em quem tem penteado afro, com muitas tranças bem presas à cabeça. O uso diário de rabo de cavalo e coque também pode causar esse tipo de queda. O tratamento consiste na mudança do hábito.

Cabelos brancos

Canície – esse é o termo científico para a perda da pigmentação dos fios de qualquer região do corpo. Ocorre pela interrupção da produção de pigmento pelas células da raiz capilar. Estima-se que, aos 50 anos, 50% da população caucasiana já apresenta metade dos fios brancos. Existem diferenças raciais que determinam o início da canície: nos indivíduos brancos, o início é mais precoce, entre 35 e 45 anos. Nos indivíduos da raça negra, o surgimento se dá em média após a quinta década de vida, assim como nos japoneses, sendo que os homens dessa raça ficam grisalhos antes das mulheres.

Normalmente, os primeiros fios do corpo a perderem o pigmento são os da região da barba e do bigode, mesmo nas mulheres. Por isso, o recurso estético da depilação a laser vale muito nessas áreas: eliminam-se os fios enquanto eles ainda têm cor, porque depois de brancos a única solução é arrancá-los periodicamente, o que pode ferir a região e deixar marcas. No couro cabeludo, a primeira região a ter cabelos brancos são as têmporas. Na sequência, o topo da cabeça e por fim a nuca.

Os cabelos brancos são normalmente mais grossos, secos e volumosos que aqueles pigmentados, tornando-se assim mais enrolados e rebeldes. Isso acontece porque, com o branqueamento, há aumento da queratina no fio, que fica mais duro. Os cuidados devem ser os mesmos para os fios coloridos, mas provavelmente vão dar mais trabalho até que você se habitue.

Dúvidas frequentes sobre os cuidados com os cabelos

Existe uma melhor hora para lavar os cabelos?

Sim. O ideal é lavá-los logo cedo, para que sequem naturalmente ao longo do dia.

Dormir com os cabelos molhados faz mal?

Não há interferência na estrutura do fio, mas é melhor não fazer disso um hábito. Dormir com os cabelos molhados faz com que o travesseiro também fique úmido, e esse ambiente facilita o aparecimento de fungos e a possível piora da caspa. Também induz a estados alérgicos, como rinite. Não faz bem para os cabelos nem para o organismo.

Lavar os cabelos todos os dias aumenta a queda dos fios?

A lavagem não interfere no processo de queda, apenas o evidencia. É durante o banho que notamos os fios que se soltam. Na verdade, a pouca lavagem é que pode levar à queda, pois, como já mencionamos, o excesso de oleosidade é prejudicial. A frequência ideal de lavagem, para cabelos médios a longos, é em dias alternados. Para os homens, que normalmente têm o couro cabeludo oleoso e os cabelos curtos, a lavagem diária pode ser necessária para mantê-los limpos.

Cortar os cabelos fortalece os fios?

Como já dissemos, os fios de cabelo são compostos essencialmente de proteína e água; não há células em divisão ou circulação sanguínea, ou seja, não há tecido vivo. O ato de cortar os cabelos não interfere na raiz, a única região geradora do fio. Seria como dizer que cortar as unhas as deixa mais fortes, o que não é verdade.

Usar boné ou chapéu leva à perda dos fios?

Não, se utilizados com moderação. Nessa situação são até benéficos, porque protegem os fios e o couro cabeludo da exposição solar. Mas, quando o acessório permanece o dia todo na cabeça, há o risco de favorecer a queda. Seria como prender o cabelo molhado, pois a umidade proveniente do suor permanece na cabeça, favorecendo a oleosidade, a piora da caspa e o aparecimento de fungos, o que pode levar à queda. Assim, o uso desses acessórios com os cabelos molhados é pior ainda.

Anabolizantes e vitaminas causam queda de cabelo?

O uso abusivo ou mal orientado de esteroides pode causar queda de cabelo, aumento da oleosidade e acne. A vitamina A em excesso leva à queda capilar, suspensa com a normalização de seus níveis no organismo.

Remédio para tratamento de calvície causa disfunção erétil?

Os estudos referentes aos medicamentos antiandrógenos relatam que menos de 2% dos pacientes apresentaram disfunção sexual (diminuição da libido, disfunção erétil e diminuição do volume de ejaculação) num período de cinco anos. Nesses casos, a suspensão do remédio é suficiente para reverter as alterações. Existe um componente emocional importante na ocorrência desses sintomas, por isso o esclarecimento do paciente é fundamental – normalmente, a melhora da calvície interfere de maneira positiva na autoestima e até na sexualidade.

Alisamentos à base de formol são mesmo prejudiciais?

Dentre as várias substâncias capazes da alterar a forma do cabelo, o formol é a mais difundida, porque é a mais barata. Mas é danoso para a pele, o couro cabeludo e os olhos, causando irritação, ardência e alergias. Segundo as normas da Agência Nacional de Vigilância Sanitária (Anvisa), o formol só pode ser usado em cosméticos com função de conservante, na concentração máxima de 0,2%. Nessa concentração, não há problema em usá-lo nos cabelos, mas o fato é que aí ele não terá ação alisante. Por isso, na prática, vários salões usam concentrações bem maiores, que podem chegar a cinquenta vezes a permitida. As substâncias autorizadas pela Anvisa para uso como alisante capilar são: tioglicolato de amônio, hidróxido de sódio, hidróxido de potássio, hidróxido de cálcio, derivados das etanolaminas, hidróxido de lítio e carbonato de guanidina. Vale ressaltar que, em comparação com o formol, o efeito alisador desses compostos é menor e dura menos tempo.

Dica: esse tipo de procedimento deve ser feito em local conhecido e por profissional treinado. Procure produtos que tenham registro na Anvisa e no Ministério da Saúde, para garantir a procedência e a segurança. Peça para ver o produto e certifique-se de que é industrializado – fórmulas próprias do salão podem conter formol.

7
UNHAS

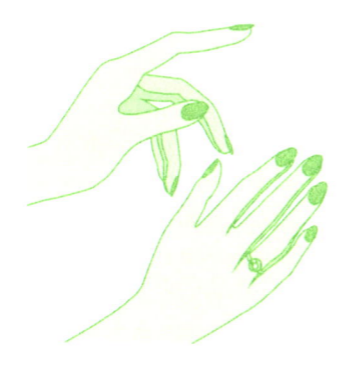

As unhas são parte importante da vaidade de grande número de mulheres, por isso são alvo fácil de agressões e experiências infundadas em nome da beleza. Vamos saber um pouco sobre sua constituição para entender o que pode e o que não pode quando a questão é manter as unhas belas e saudáveis.

Entendendo as unhas

As unhas são anexos da pele, assim como os cabelos. Surgem ainda no útero, por volta do quarto mês de gestação. Nos seres humanos, são consideradas residuais, ou seja, não têm a força e o tamanho encontrados em outros animais.

Sua composição principal é a mesma dos cabelos – a proteína chamada queratina –, por isso têm consistência dura, e não devido ao cálcio, como reza a crença popular. Aliás, esse mineral corresponde a menos de 0,2% do peso da unha.

Outro elemento constituinte das unhas é o enxofre, que corresponde a aproximadamente 10% de seu peso e tem importância na resistência da lâmina, por funcionar como uma cola que mantém ligadas as fibras de queratina. A água é outro constituinte importante das unhas, compondo de 10% a 15% de seu peso. Gorduras também estão presentes e conferem impermeabilidade às unhas.

O crescimento das unhas é contínuo e, nas mãos, corresponde a 0,1 milímetro por dia (três milímetros por mês). Já as unhas dos pés têm um ritmo de crescimento menor: 0,03 milímetro ao dia. A velhice desacelera esse ritmo.

Unhas fracas

As unhas podem ter alterações na aparência, as quais podem indicar alguma doença sistêmica, mas esses casos são mais raros. Uma queixa bastante comum, mais frequente entre mulheres e com características fáceis de identificar, é a chamada síndrome das unhas frágeis, que engloba sinais de diminuição da resistência da unha, na forma de descamação, descolamento, rachaduras, manchas brancas e afinamento.

Essa síndrome pode ocorrer por alguns motivos:

✔ **Desidratação:** a unha deve manter sua constituição habitual de água, 12% em média. Quando esse percentual cai, a lâmina fica mais porosa, suscetível a rachaduras e descamação. A hidratação das unhas, assim como a dos cabelos, é diretamente proporcional à umidade relativa do ar. Por exemplo: com a umidade relativa do ar em 20%, a porcentagem de água na unha é de 7%. Mas, se o ambiente estiver com 100% de umidade relativa, a unha terá 30% de água em sua composição. Quanto maior a concentração de água na unha, mais macia ela fica, sendo o máximo de 30%.

✔ **Traumas:** traumas pequenos, porém repetitivos, são apontados como o maior causador dessa síndrome. São dois os principais vilões: a digitação constante e o hábito de fazer as unhas com instrumentos errados. A digitação, cada vez mais frequente no dia a dia, gera a repetição de movimentos localizados na ponta dos dedos e nas unhas, o que em longo prazo pode causar microtraumas e enfraquecimento, principalmente se as unhas forem mais longas. Mas o hábito semanal de fazer as unhas, já incorporado na rotina de grande parte das brasileiras, é mesmo o maior problema. Explicaremos em detalhes a seguir.

- **Deficiência de vitaminas e oligoelementos:** alguns estudos demonstraram que a reposição de ferro em pessoas com unhas frágeis melhorou essa condição. O uso da biotina oral (ou vitamina H) revelou-se capaz de aumentar a resistência das unhas em pacientes com síndrome das unhas frágeis. Outros estudos investigaram o papel do silício biodisponível. Importante na formação de colágeno, ele se mostrou eficaz para melhorar o aspecto quebradiço das unhas.

Fazer as unhas: como manter esse hábito sem comprometer a saúde

O hábito de adornar as unhas faz parte da maioria das culturas mundiais e é tido como uma das maiores preocupações de beleza das mulheres ocidentais. Vamos detalhá-lo, para que seja feito de modo que concilie a saúde das unhas e o desejado efeito estético.

Corte: para cortar as unhas, devem-se utilizar somente materiais específicos, como alicate ou tesoura afiada. O corte deve ser feito de maneira perpendicular à superfície das unhas, para evitar a delaminação, que predispõe à descamação da lâmina. Especialmente no caso das unhas dos pés, que são mais duras, o ideal é que estejam úmidas na hora de cortar – a lâmina se torna mais maleável, evitando o risco de lascar ou quebrar. Isso pode ser feito em casa, após o banho, ou com um profissional, que deve utilizar apenas água para umedecer as unhas, uma vez que sabão as desidrata.

Lixamento: o lixamento das unhas deve ser feito apenas na borda, com o intuito de encurtá-las e modelá-las, para não arranhar, puxar fio das roupas etc. Muitas mulheres optam por manter os cantos das unhas retos ou com ligeiro arredondado, o que do ponto de vista médico é o ideal. Arredondar por completo as bordas laterais facilita a quebra e aumenta o risco de encravar. Tornou-se comum entre as manicures o uso de lixa para polir a superfície da unha. Por mais que essa técnica pareça inofensiva, ela afina a espessura da lâmina, para deixá-la lisa e sem irregularidades. O aspecto final da unha com o esmalte realmente é muito bonito, mas o prejuízo para a saúde não demora a aparecer. Esse afinamento progressivo da espessura da unha predispõe ao enfraquecimento, levando a quebras frequentes, formação de lascas, pontos brancos e onicólise (quando a unha se descola do dedo). Além da lixa, existem alguns cremes com partículas sólidas que servem para promover o polimento da lâmina através da abrasão, funcionando de maneira semelhante aos esfoliantes. Eles também afinam a unha, sendo, portanto, contraindicados.

Cutícula: as cutículas têm o papel de proteção da base da unha. Sua retirada facilita o aparecimento de infecções, como micose e paroníquia (inflamação ao redor da unha), e de irregularidades e rachaduras. Mas como manter as mãos bonitas, se cutículas grandes não permitem uma boa moldura das unhas e muito menos a aplicação homogênea do esmalte? Não precisamos deixar as cutículas intactas, crescendo sobre as unhas, mas o hábito de usar alicate para removê-las totalmente não é o ideal. Podemos empurrá-las de maneira suave com o uso de produtos específicos para amolecer cutículas ou cremes hidratantes, sempre evitando usar força. No Brasil, muitos profissionais não usam mais a imersão dos dedos em água com sabão para amolecer as cutículas, mas em outros países essa técnica ainda é difundida. A substituição da imersão pelo hábito de besuntar as unhas com hidratante e cobri-las com algodão umedecido é bem-vinda do ponto de vista da saúde, pois melhora o aporte de água na lâmina. Um fator importante para quem quer abandonar o hábito de tirar as cutículas é a hidratação: elas se tornam descamadas e esbranquiçadas porque estão desidratadas. O uso frequente – de preferência sempre que lavar as mãos – de hidratante permite que a cutícula adquira um aspecto delicado e esteticamente mais agradável. Outro ponto relevante é o uso de afastadores de cutícula de metal. A espátula de metal é mais dura que a composição da unha. Essa característica, somada à pressão exercida para afastar a cutícula, faz com que finas camadas da própria unha também sejam arrancadas. Por isso, utilizar afastador de cutícula de madeira, com movimentos lentos e delicados, é um cuidado que devemos exigir para proteger a saúde das nossas unhas.

Dica: use a hora do banho para empurrar as cutículas, com os dedos mesmo. O excesso vai se desprender naturalmente e aí sim poderá ser removido. Faça isso duas vezes por semana. A seguir, aplique um bom hidratante, que pode ser o mesmo do corpo, para facilitar. E mantenha sempre um hidratante na bolsa – há frascos pequenos e práticos disponíveis no mercado. Produtos em forma de cera são ótimas opções para quem lava muito as mãos e não tem muito tempo, pois formam uma película impermeável sobre as unhas que é mais resistente à água, dispensando a reaplicação rigorosa a cada lavagem.

Esmaltes: o que devemos saber sobre eles

Esmaltes são basicamente pigmentos suspensos em um solvente volátil, ao qual são acrescentados agentes formadores de filme, sendo a nitrocelulose o mais comum. Essa substância é adequada porque não obstrui totalmente a unha, permitindo a troca de oxigênio com a atmosfera, essencial para que ela permaneça saudável. É responsável pelo brilho e pela aderência do esmalte.

Resinas e plastificadores são adicionados para melhorar a flexibilidade do esmalte e reduzir as chances de descamação. Mas o principal agente causador de alergias é a resina tolueno sulfonamida, ou formaldeído. Sinais desse tipo de alergia são: vermelhidão e inchaço na borda da unha, sensibilidade na ponta dos dedos e vermelhidão com inchaço nas pálpebras. Nesses casos, não há como insistir no uso do esmalte. A opção é partir para os hipoalergênicos, que contêm outras resinas (poliéster ou butirato acetato de celulose), menos reativas e com menor risco de causar alergias. O inconveniente é que os esmaltes mais seguros não têm muita durabilidade nem tanto brilho. Mas felizmente as linhas hipoalergênicas contam com cada vez mais tons e melhor qualidade.

Uma boa notícia é que é infundada a afirmação de que o uso contínuo de esmalte provoca o enfraquecimento das unhas. Na verdade, o esmalte funciona como uma barreira que evita a perda de água pela unha, protegendo-a da desidratação. O ressecamento percebido com o uso do esmalte se deve à utilização da acetona como removedor, essa sim causadora de desidratação.

Removedores à base de álcool, acetato de etila ou acetato de butilo também causam desidratação. Procure por esses nomes no rótulo dos produtos e evite-os. Os removedores oleosos são os mais indicados, com álcool cetílico, palmitato cetílico, lanolina, óleo de mamona etc. Eles formam um filme sobre a unha que diminui a perda de água, mas, em termos de eficácia como removedores, são mais lentos e precisam de mais passadas para retirar todo o esmalte.

Esmaltes fortalecedores são bem-vindos para auxiliar na reestruturação das unhas. Eles endurecem a lâmina, sendo indicados para unhas fracas, que se dobram e quebram com facilidade. Devem ser aplicados sobre as unhas limpas, em substituição à base comum. Quem tem alergia deve ficar atenta ao uso desses produtos, porque a resina que os compõe é a mesma dos esmaltes tradicionais e, portanto, potencialmente alergênica. Alguns deles ainda contêm formaldeído, nas concentrações permitidas por lei – 1% a 2% –, mas mesmo assim os alérgicos devem manter distância.

Esmaltes com formol podem ser irritativos e levar à descamação da pele ao redor das unhas, vermelhidão e inchaço, mesmo em quem não tem alergia. Por isso, não vale usar a base manipulada da amiga – nem sempre o que é bom para ela vai funcionar para você! Outras substâncias, mais seguras, vêm ganhando espaço na composição dessas bases. Procure no rótulo nomes como proteínas hidrolisadas, extratos vegetais modificados, glicerina, propilenoglicol. Como a oferta no mercado é grande e os produtos variam em conteúdo, eficácia e segurança, o ideal é o aconselhamento médico para definir a compra. O único inconveniente desses produtos é que a maioria deve ser usada diariamente sobre as unhas, o que inviabiliza o uso de esmaltes durante o período de tratamento.

Dica: em casa ou no salão, aplique uma fina camada de hidratante sobre as unhas antes da base.

Outros produtos para uso nas unhas

Os cremes removedores de cutícula são uma boa opção quando usados corretamente. Em sua composição, existe uma substância capaz de alterar a queratina, dissolvendo-a e facilitando sua remoção. A ideia é que atuem somente sobre o excesso do tecido cuticular, aquele que invade a unha, mas o uso exagerado, por um período além do recomendado, pode levar à degeneração da cutícula e ao comprometimento da unha, com inflamação e sensibilidade local. Por isso, use o produto rigorosamente conforme orientação do fabricante. Normalmente, ele deve ser aplicado com algodão sobre a base das unhas. Após alguns minutos, lava-se com água e, manualmente ou com uma espátula macia, retiram-se os resíduos com movimentos de vai e vem.

Cremes amolecedores de cutícula podem ser uma opção aos removedores, no caso de sensibilidade a estes. À base de amônia quaternária e ureia, eles amolecem a proteína cuticular, facilitando a remoção.

O conceito de manter as unhas hidratadas é de divulgação relativamente recente. Como já dissemos, a porcentagem ideal de água nas unhas assegura sua resistência e saúde. Diante disso, é válido ter em casa uma boa opção de hidratante específico para as unhas. Na composição, devemos procurar agentes que formem uma película, evitando a perda de água para o ambiente.

São eles: vaselina, lanolina, óleos vegetais (coco, rícino, oliva, argan etc.). Outros componentes importantes são os umectantes, como a glicerina e o propilenoglicol. Ureia, ácido lático e gluconolactona são ativos capazes de aumentar a retenção de água na unha. Um hidratante completo deve conter ativos com todas essas funções.

> No caso de unhas extremamente frágeis, recomenda-se usar o produto diariamente antes de dormir.
> Deixe as unhas embebidas em água morna por dez minutos, em seguida seque e aplique generosa quantidade de hidratante, cobrindo com luva ou meia de algodão. Retire somente na manhã seguinte.
> O ideal é manter esse tratamento por no mínimo três meses. Se a rotina não permitir esse ritual noturno por noventa dias, mantenha apenas o uso do hidratante toda noite, sem umidificar antes ou cobrir, mas lembre-se de aplicá-lo sobre e sob as unhas, entre o dedo e a par-

> te da unha que cresceu, deixando acumular produto nessa região.

Unhas postiças

As unhas postiças em si não trazem prejuízos à unha natural, mas a cola ou adesivo utilizado para fixá-las pode levar ao enfraquecimento e à quebra das unhas naturais, além de causar alergias. Ademais, quanto maiores as unhas postiças, maior o risco de traumas e quebra da unha natural abaixo delas.

Roer as unhas: mais comum do que se imagina entre os adultos

A onicofagia, nome que se dá ao hábito de roer as unhas, é normalmente iniciada na infância, quando costuma ser tolerada socialmente.

Com a maioridade, passa a envolver muito mais do que um hábito inestético e constrangedor – caracteriza um vício e, como tal, acarreta estigmas. Deve ser tratada de forma multidisciplinar, com abordagem médica e psicológica.

É importante tratar a onicofagia principalmente porque roer as unhas transmite a impressão de insegurança e fragilidade, o que pode ser um grande obstáculo à vida profissional, pois pode ser interpretado como falta de assertividade. Socialmente, evidencia uma situação de falta de higiene.

Para alcançar o resultado esperado – unhas bonitas e saudáveis a longo prazo –, é imprescindível a identificação dos fatores emocionais e ambientais que levam as unhas à boca.

O hábito de roer as unhas geralmente envolve também morder e arrancar a pele ao redor, chegando a causar ferimentos e sangramento. Em longo prazo, isso causa a chamada paroníquia crônica, infecção da pele ao redor das unhas, caracterizada por inchaço, vermelhidão e aumento da sensibilidade. A doença interfere no formato das unhas, que ficam cada vez mais curtas e chatas, e pode até comprometer seu crescimento, porque é debaixo da cutícula que se encontra a matriz ungueal, onde se inicia o crescimento.

Veja a seguir algumas dicas práticas para parar de roer as unhas:

- **Pintar as unhas de cor escura ou mascar chiclete** são bons métodos para reduzir o impulso de levar a mão à boca.
- **Mantenha as mãos ocupadas** – tenha sempre uma caneta por perto, ou o celular pode cumprir essa função.
- **Use produtos fortalecedores de unhas.** Unhas duras são mais difíceis de roer, e o esforço torna o hábito ainda mais constrangedor, por isso o indivíduo acaba parando.

- ✓ **Mantenha as unhas sempre curtas, rentes aos dedos.** Isso evita que você encontre uma porção livre para arrancar.
- ✓ **Tenha as unhas sempre feitas,** mesmo os homens.
- ✓ **Procure produtos específicos para auxiliar na suspensão do hábito.** São esmaltes que têm gosto ruim e fazem a pessoa sentir repulsa cada vez que leva as unhas à boca. Funcionam e não prejudicam a estrutura da unha.

Manutenção da saúde das unhas

Já citamos os elementos importantes para a boa formação das unhas. Mas é preciso ressaltar que, se a genética não for favorável, a qualidade da alimentação da maioria das pessoas não é suficiente para nutrir as unhas e permitir seu crescimento como gostaríamos. Para cuidar delas, é necessária a suplementação por cápsulas, uma vez que o organismo não vai desviar nutrientes necessários ao bom funcionamento dos órgãos vitais para manter as unhas bonitas, livres de descamação ou manchas.

Outro fator que deve ser levado em conta é o tempo necessário para notar alguma mudança na qualidade da unha. Paciência é fundamental! Se a unha demora dez dias para crescer um milímetro e a absorção dos nutrientes pela raiz da unha leva em torno de trinta dias, pode-se concluir que pelo menos três meses serão necessários para que seja possível notar a melhora.

> Um médico de sua confiança pode ajudar você a manter uma suplementação direcionada a suas características pessoais e estilo de vida, para que você tenha unhas sempre lindas!

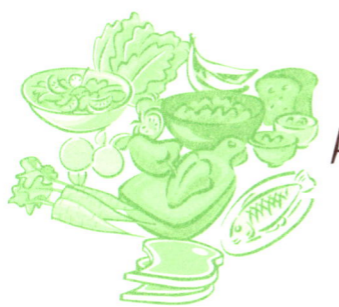

8
ALIMENTAÇÃO SAUDÁVEL

Ficar longe do sol, evitar o cigarro e ter uma rotina de limpeza e hidratação não são as únicas maneiras de manter a pele com uma aparência viçosa e saudável. Uma medida eficaz e igualmente importante para aprimorar a beleza da pele é nutrir o corpo com uma alimentação saudável e equilibrada. Não importa que filosofia alimentar você siga – onivorismo, vegetarianismo, macrobiótica ou qualquer outra –, ela deve ser equilibrada. Para isso, é preciso manter a proporção entre os principais tipos de alimentos – proteínas, carboidratos e gorduras – em cada refeição e ao longo do dia. Uma maneira didática de saber se você está se alimentando adequadamente é seguir a pirâmide alimentar. Ela é dividida em quatro níveis, que representam os oito grupos alimentares e a quantidade que devemos ingerir de cada um deles ao longo do dia.

Na base estão os carboidratos, que precisam ser ingeridos em maior quantidade, e, no topo, óleos, gorduras saturadas e açúcares simples, de que pouco necessitamos para estar saudáveis. Veja a seguir a adaptação brasileira da pirâmide alimentar:

Óleos e gorduras
quanto menos melhor

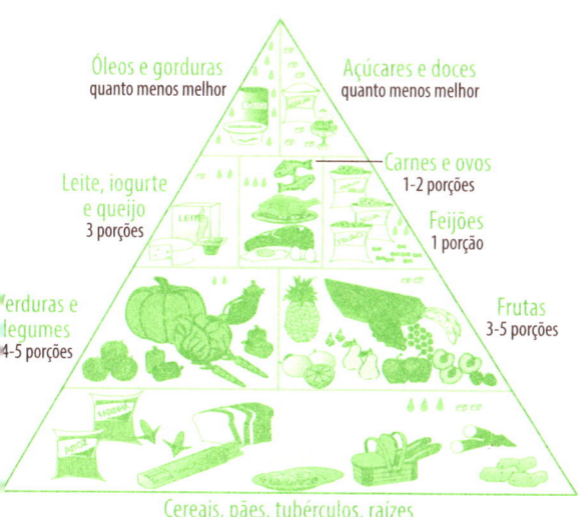

Açúcares e doces
quanto menos melhor

Carnes e ovos
1-2 porções

Leite, iogurte e queijo
3 porções

Feijões
1 porção

Verduras e legumes
4-5 porções

Frutas
3-5 porções

Cereais, pães, tubérculos, raízes
5-9 porções

Fonte: S.T. Philippi et al, 1996

Legenda: Gordura   Açúcar

Dentro desse equilíbrio alimentar, devemos priorizar os integrais, fontes de vitaminas e fibras, fundamentais para o equilíbrio do organismo e a manutenção da saúde da pele. Outro destaque são os alimentos orgânicos, que, apesar de mais caros, nos garantem uma alimentação muito mais saborosa e livre de agrotóxicos ou hormônios, que sabemos ser fontes de radicais livres e toxinas.

Pesquisas demonstram que consumir certos tipos de alimentos pode ajudar a prevenir rugas e danos causados pela exposição excessiva ao sol e manter a pele hidratada. Para que os nutrientes cheguem até a pele em quantidade suficiente para promover tais melhorias, muitas vezes é necessária a suplementação em forma de cápsulas.

Vamos falar dela aqui também, mas antes não posso deixar de enfatizar que alguns hábitos nada saudáveis precisam ser abandonados. São medidas que fazem toda a diferença, principalmente para quem tem uma vida corrida e não consegue cuidar da elaboração das refeições, como é o ideal.

Por serem prejudiciais ao organismo, é importante evitar:

- refrigerante;
- excesso de açúcar (a ingestão máxima deve ser de 10% do consumo energético diário, ou seja, para uma dieta de 2.000 calorias, não deve ultrapassar 200 calorias; para se ter uma ideia, um Sonho de Valsa tem 115 calorias, um Alpino tem 70, e uma barra pequena de chocolate ao leite, 215);
- excesso de bebida alcoólica;
- embutidos, como frios e salsichas;
- gordura trans (no rótulo das embalagens, onde estão as informações nutricionais, é possível verificar a presença ou não desse item).

Algumas medidas genéricas para auxiliar no máximo aproveitamento das refeições:

- Não ingerir líquidos durante as refeições.
- Montar um prato colorido.
- Alimentar-se a cada três horas.
- Evitar alimentos pesados à noite.

Veja a seguir alimentos, vitaminas e oligoelementos que podem nos ajudar em situações específicas, para deixar pele, cabelos e unhas sempre mais bonitos.

Oleosidade e acne

A dieta ocidental tem sido objeto de estudo no que se refere às causas da acne, e várias pesquisas já constataram a relação entre a nossa alimentação e a ocorrência de espinhas.

Isso se deve ao elevado teor de gordura da nossa dieta e ao grande consumo de alimentos com alto índice glicêmico (alimentos que liberam açúcar na corrente sanguínea rapidamente), como pão branco, milho, mel, batata frita e guloseimas em geral. Alimentos ricos em fibras, como os integrais, em geral têm índice glicêmico baixo. Uma boa sugestão é, sempre que for ingerir alimentos ricos em carboidratos, associá-los a fibras ou proteínas – essa medida retarda a digestão e faz com que o açúcar seja liberado mais gradualmente no sangue, o que leva a uma sensação de saciedade mais prolongada. Podemos citar os seguintes exemplos: ingerir frutas com a casca, adicionar uma fatia de queijo branco ao pão, optar pelos integrais.

Ainda sem dados comprobatórios, mas já sendo alvo de estudos na relação com a piora da acne, está a cafeína. Pesquisas sugerem que a presença de grandes quantidades de cafeína na dieta ocidental, seja em chás, cafés ou refrigerantes do tipo cola, está associada ao aumento da acne.

Outro alimento enraizado em nosso dia a dia e que vem sendo relacionado ao aumento de oleosidade e à piora da acne é o leite. Dados de trabalho publicado no jornal da Academia Americana de Medicina e mais de 47 mil participantes do Estudo de Saúde das Enfermeiras, de Harvard, ambos embasam a ligação entre a ingestão de laticínios e a acne.

O consumo de leite e derivados nos expõe aos hormônios produzidos permanentemente pela vaca, mas cuja produção aumenta quando o animal está prenhe. Os seres humanos não foram projetados para ingerir tais hormônios. Exames no leite detectaram a presença de progesterona derivada da placenta e outros compostos hormonais produzidos nas glândulas mamárias da vaca. Esses compostos são muito parecidos com o hormônio que é a causa primária da acne, criando uma situação fisiológica capaz de induzir o problema.

É claro que o leite traz muitos benefícios à saúde, e não devemos ser radicais ao excluí-lo da alimentação, mas, no caso de adolescentes com acne, minha sugestão é que o consumo desse produto e seus derivados seja reduzido a uma porção por dia ou substituído pelo consumo de outras fontes de cálcio e vitamina A, como couve, brócolis, feijão preto e abóbora.

A deficiência de vitamina B5 – ácido pantotênico –, comum na dieta ocidental, pode ser outra das causas alimentares da alta incidência de acne nessa população. Essa vitamina ajuda a reduzir a produção de gordura e auxilia a cicatrização.

Para os amantes do chocolate, uma má notícia: o que nunca havia sido comprovado pela ciência agora é fato. Segundo estudo americano recente, o consumo de cacau está diretamente relacionado ao aumento da ocorrência de cravos e espinhas. Porém mais estudos são necessários para definir o exato papel do chocolate na ocorrência da acne.

Veja a seguir as substâncias que auxiliam no combate à acne e em que alimentos elas podem ser encontradas:

Vitamina A: necessária para a manutenção de uma pele saudável e do equilíbrio hormonal. Diversas pesquisas confirmaram que pacientes com acne severa possuem níveis baixos de vitamina A no sangue. Boas fontes: cenoura, manga, moranga, mamão, espinafre, brócolis, rúcula, agrião, gema de ovo, fígado.

Vitamina B5: reduz a produção de gordura e auxilia a cicatrização. Fontes: fígado, ovo, leite, brócolis, batata-doce, abacate, lentilha.

Vitamina B6: auxilia na regulação dos níveis de hormônios associados ao desenvolvimento das lesões da acne, o que reduz suas complicações. Fontes: frango, atum, fígado, banana, cereais integrais, levedo de cerveja, cará, semente de gergelim e alho.

Zinco: aumenta a atividade imunológica, reduz inflamações e promove a regeneração do tecido. Fontes: frutos do mar, peixes, fígado, carne vermelha, cereais integrais, levedo de cerveja e leguminosas (feijão, soja, grão-de-bico, ervilha, lentilha, fava).

Manganês: possui ação anti-inflamatória. Fontes: grãos integrais, nozes, leguminosas, frutas e vegetais.

Ômega 3: esse ácido graxo essencial tem ação anti-inflamatória e auxilia na resolução e cicatrização da acne. Pesquisa publicada no jornal da Academia Americana de Dermatologia demonstrou que ácidos graxos essenciais podem auxiliar nos desequilíbrios hormonais que levam à acne. Fontes: peixes como salmão selvagem, sardinha e atum.

Cromo: deve ser suplementado, pois pesquisas sugerem que 90% da população tem deficiência desse elemento. Estudo demonstrou que pessoas com níveis de glicose sanguínea instável têm alta incidência de acne grave, mas, quando tratadas com cromo na forma de levedo, houve melhora das lesões.

Pele seca

Ácidos graxos essenciais: ômega 3 e ômega 6 não são sintetizados pelo organismo e dependem de fontes exógenas – alimentos ou complementos nutricionais. Auxiliam na manutenção da integridade da pele, melhorando a hidratação. Fontes: ômega 3 – peixes como salmão selvagem, sardinha e atum; ômega 6 – linhaça.

Licopeno: potente antioxidante, indicado para peles suscetíveis a irritação. Sua principal fonte é o tomate, e a melhor forma de fazer com que ele seja absorvido pelo organismo é após seu cozimento. Pode ser suplementado em cápsulas.

Rejuvenescimento

Alimentos ricos em antioxidantes auxiliam o organismo como um todo a combater o envelhecimento. Uma boa dica é o consumo diário de pequenas porções de castanhas: amêndoa, avelã e castanha-do-pará são fontes de gordura boa e de antioxidantes, como selênio, cobre, zinco e vitamina E, que protegem o colágeno e garantem a firmeza da pele.

Como as fontes de radicais livres são muitas – noites maldormidas, poluição, estresse, má alimentação –, a suplementação é importante para a proteção da pele. É importante ressaltar que a suplementação é extremamente pessoal, direcionada ao estilo de vida e às necessidades de cada um, portanto não pode ser feita de maneira aleatória e sem acompanhamento médico.

Vitamina C: como já mencionamos, ela não deve faltar, e melhor ainda se complementada na forma de cápsulas de liberação lenta, que permitem a absorção gradual da vitamina, sendo dessa maneira mais bem aproveitada.

Vitamina E: antioxidante, inibe a atividade dos peróxidos lipídicos, compostos de ação prejudicial sobre o colágeno e a elastina. É encontrada em óleos vegetais, como o de girassol, nas sementes, amêndoas, abacate, manteigas e cereais. Como suplemento, é melhor ingerir com a vitamina C, pois assim a ação antioxidante é potencializada.

Zinco: constitui a enzima antioxidante superóxido dismutase (SOD), que combate os radicais livres. Como suplemento, deve ser ingerido após a refeição, pois pode causar gosto metálico e enjoo.

Chá verde: rico em catequinas e polifenóis, melhora a formação de colágeno e inibe o aparecimento de células cancerígenas na pele. O consumo deve ser feito distante do horário das refeições, pois pode diminuir a absorção de alguns nutrientes.

Dica: Não consuma o chá verde à noite – a cafeína pode inibir o sono.

Resveratrol: potente antioxidante, capaz de retardar os processos biológicos do envelhecimento. Encontrado no vinho tinto (o consumo de uma taça às refeições diariamente tem aval médico!), nas uvas e na romã. Para quem não é adepto do vinho tinto, o resveratrol também pode ser suplementado em cápsulas.

Silício orgânico: possui várias funções no organismo. Na pele, age como protetor para as macromoléculas, como a elastina, o colágeno e os proteoglicanos. Acredita-se que ele desempenhe um papel importante no processo de reticulação das fibras de colágeno. Deve ser suplementado e ingerido longe das refeições, pois assim é mais bem absorvido.

Proteção solar

Algumas substâncias foram testadas quanto à capacidade de proteger a pele das radiações solares e, por apresentarem respostas positivas, vêm sendo utilizadas como suplemento alimentar no auxílio contra o fotoenvelhecimento.

Polypodium leucotomos: planta originária da América Central, é um potente antioxidante, que se mostrou eficaz na redução da vermelhidão pós-sol, com uma ingestão diária de 7,5 mg por quilo de peso. Pode ser ingerido o ano todo e ter a dose dobrada em períodos de exposição solar intensa, principalmente em pessoas com histórico familiar de câncer de pele. Disponível em cápsulas de 240 mg.

Licopeno: estudo britânico comprovou que a ingestão diária de 16 mg de licopeno por doze semanas é capaz de reduzir os danos agudos da exposição solar (vermelhidão da pele) e o dano mitocondrial causado pela radiação UV (proteção contra aspectos do fotoenvelhecimento em longo prazo). Portanto, nos meses de verão, a suplementação diária de licopeno como coadjuvante na proteção solar é bem-vinda.

Carotenoides: o betacaroteno é o mais comum deles. O uso diário, no mínimo trinta dias antes da exposição solar direta e durante ela, pode oferecer proteção contra o dano solar agudo (vermelhidão da pele) e ter influência benéfica sobre os efeitos em longo prazo da exposição solar, mais especificamente sobre o envelhecimento cutâneo. Presente nos alimentos de cor amarela ou alaranjada, como cenoura, abóbora e batata-doce.

Celulite

Como o aumento de peso piora a celulite, é muito importante evitar engordar para ajudar a combatê-la. A gordura é a forma que nosso organismo tem para acumular reservas de energia. Assim, como todo mundo sabe, mas nem todos parecem lembrar: se você come mais calorias do que seu corpo precisa no dia a dia, elas se acumulam sob a forma de gordura. Eis então a fórmula para se manter no peso ideal: ingerir a mesma quantidade de calorias necessária para seu gasto energético diário. O difícil é resistir aos apelos das tentações. Mas, como milagre não existe, o segredo é ter bom senso e força de vontade na hora das refeições.

Outro fator de piora da celulite, que é possível controlar, é o inchaço. Ele ocorre por diversos fatores, mas na dieta o vilão é o sódio, presente no sal de cozinha, refrigerantes – principalmente na versão zero –, embutidos e enlatados.

Bons aliados no combate à celulite:

Verduras e legumes crus: além dos benefícios das fibras, fundamentais para o bom funcionamento do intestino, verduras e legumes crus são responsáveis pela sensação de saciedade, fundamental para se comer menos.

Pães, massas e cereais integrais: possuem menos farinha refinada (branca) que os produtos tradicionais, a qual, após ser absorvida pelo organismo, é tão prejudicial quanto o açúcar branco. Promovem sensação de saciedade por mais tempo que os refinados.

Bebidas diuréticas: bebidas como suco de lima-da-pérsia, chá de alecrim, cavalinha, hibisco, quebra-pedra e chá verde ajudam a controlar o inchaço. O chá verde ainda aumenta o consumo de gordura corporal e reduz o apetite, quando ingerido na dose mínima de três copos por dia. Evite apenas tomá-lo à noite, pela grande quantidade de cafeína que contém.

Alimentos com ação anti-inflamatória: quinoa em grãos, farinha ou flocos, linhaça, azeite de oliva extravirgem, frutas oleaginosas (castanhas e amêndoas), gengibre e brócolis ajudam a desinflamar os tecidos.

Bioflavonoides: melhoram a microcirculação e são encontrados principalmente na soja (saponinas) e na cebola (rutina). Aumentam o tônus das veias, diminuindo a permeabilidade capilar decorrente da celulite.

Vitamina B6: regula os níveis hormonais. Fontes: levedo, gérmen de trigo, cereais integrais, leguminosas (feijão, lentilha, ervilha, fava, grão-de-bico e soja), batata, banana, aveia.

Vitamina B12: ajuda a eliminar toxinas. Fontes: carne vermelha, caranguejo, ostras, leite, ovos.

Ácido fólico: contribui para melhorar a circulação e aumentar a elasticidade da pele. Fontes: vegetais de folhas verdes, feijão, vagem, brócolis, espinafre.

Cálcio: interfere no desenvolvimento dos adipócitos, as células de gordura, e bloqueia enzimas envolvidas na formação desse grupo celular. Na falta de cálcio, os adipócitos aumentam de tamanho, o que resulta em ganho de peso. Se ingerido às refeições, esse mineral inibe a absorção de gorduras; para completar, há evidências de que o cálcio atue no aproveitamento da insulina, hormônio fundamental na regulação do metabolismo e da sensação de fome.

CARA LEITORA,

Espero que este livro tenha trazido, além de novidades, algo que já fosse de seu conhecimento, mas que por algum motivo estava adormecido: a importância de valorizar o *seu* belo.

Cada ser é único, de traços individuais e características diversas. Valorize o que é seu, atente às suas particularidades, enfatize suas qualidades que a beleza será consequência. Lembre-se sempre de que seu corpo é seu templo e de que beleza sem saúde é efêmera.

Grande abraço!